AD/HDの
ペアレント・トレーニング
ガイドブック

Attention deficit/hyperactivity disorder

― 家庭と医療機関・学校をつなぐ架け橋 ―

編　著

岩坂　英巳
奈良県心身障害者リハビリテーションセンター

中田　洋二郎
福島大学大学院教育研究科　教授

井澗　知美
前国立精神神経センター精神保健研究所

Jihoじほう

はじめに

　AD/HD（注意欠陥／多動性障害）は，不注意，多動，衝動性などを特徴とする行動上の障害です。AD/HDをもつ子どもは，学級に1人か2人はいるという「ありふれた」子どもであるにもかかわらず，その障害は外見上わかりにくいため，周囲がどのように彼らを理解し，かかわっていくかが難しいことがよくあります。「じっとすべきところでごそごそ動き回る」「急ぐべきときにぐずぐずする」「やるべきことを指示されてもしない」「思いどおりにならないとかんしゃくを起こす」など，「何とかしよう」と親や保育士・教師などが彼らにかかわればかかわるほど，逆に振り回されてしまいます。「どうして何度言ってもできないんだ！」といらいらして子どもを叱りつけ，結局は自分自身も責めてしまうという経験をされた方は，どれほどたくさんいることでしょう。

　AD/HDをもつ子どもは，わざと周囲の大人をいらだたせているのではありません。彼ら自身も，わざと手を抜いているわけではないのに最後までやりとげることができない，いつも叱られてばかりだ，と自信を失っているのです。彼らは「やろうとしない」のではなく，目にはみえないのですが，「他の子と同じようにできない」ことがいくつかあるのです。やはり「障害」なのです。ですから，彼らの「できない部分」を理解して，そこを補いながらうまくかかわっていく必要があります。では，具体的にどのような手立てを考えていけばよいのでしょうか。

　その手立てとして，最も注目されているのがこのペアレント・トレーニングプログラムです。本書で紹介されているプログラムは，20年前からUCLA（米国カリフォルニア大学ロサンゼルス校）で行われているF.フランケル博士のプログラムを基礎にし，マサチューセッツ医療センターのR.バークレー博士のAD/HDペアレント・トレーニングプログラムの一部を加味して，日本の文化・実情・親子関係に合

うように開発されたものです。「親こそ最良の治療者かつ養育者になれる」という当然ともいえる考え方のもと，AD/HDをもつ子どもの行動特徴をふまえて，行動療法の理論に基づくトレーニングをステップバイステップで行っていきます。国内ではこのようなペアレント・トレーニングはまだ限られた医療機関や家族会などでしか行われていませんが，AD/HDをもつ子どもの行動面・情緒面そして親子関係にも効果があることが明らかになってきています。薬物や特殊な心理療法的テクニックなどは用いないので，医療機関だけでなく，保育・教育機関，療育機関，そして各地の家族会などで実施可能な「実践的な」治療法であり，本書では教育センター，家族会での実施方法についても具体的に紹介しています。

　子どもの行動が理解できるようになった，子どもと一緒にいて楽しい，かわいいと思えるようになったとうれしそうに語り，親として失っていた自信を取り戻して，国立精神保健研究所と奈良県心身障害者リハビリテーションセンター，市川市教育センター，そして福島AD/HDの会『とーます！』のペアレント・トレーニングプログラムを卒業していったお母さん，お父さんたち，彼女たちの子どもを応援するあたたかなまなざしと笑顔を思い出しながら，この本を3名の著者で書かせていただきました。このプログラムを通して，より多くのお母さん，お父さんが子どもと一緒に笑顔を取り戻していくことを心より願ってやみません。さらに，子どもをとりまく保育士・教師や保健・医療・福祉の専門家が，本書を通して子どもの理解と指導に役立てていただければ幸いです。

　さて，このプログラムの最大の特徴は「体験重視」ということです。もちろん理論や学習も大切ですが，実際にマニュアルを参考にしながら「ともかくやってみる。それから考えていく」ことが重要です。それが実際の生活の場で，効果を生み出す源となります。もしあなたの子どもがAD/HDをもっているとしたら，あなた自身も「一気に突っ走る」ことができるすてきな人でしょう。さあ，やってみましょう。

本書の利用法

　本書は2003年に刊行された「AD/HDの診断・治療ガイドライン（上林靖子・他編，じほう，2003）」に準拠した専門書ではありますが，医療関連の専門家だけでなく，親，保育士，教師など日ごろ，子どもと直接接する大人が読んでも理解し，実践できるようにペアレント・トレーニングのみに内容を絞って構成されています。

　そのため第1部のAD/HDについての医学的な解説は簡潔にし，さらにくわしく知りたい方のためにガイドラインの参照ページを載せています。そして，ペアレント・トレーニングの目的，重要性と効果について説明しています。

　第2部前半は，岩坂が医療機関で行うときのマニュアルを紹介しました。診断のついている子どもの親を対象に全10回のセッションを第1回〜最終回まで同一メンバーで行っていく最も基本的なプログラムです。奈良でのプログラムのマニュアルを述べていますが，ガイドラインにもありますように，精神保健研究所のプログラムもほぼ同様の内容ですので，現在の国内でのスタンダードなものといえます。

　第2部後半は，井潤が精神保健研究所，UCLAそして教育センターでのプログラムの経験をもとに，教育現場に近い身近な地域の機関でペアレント・トレーニングを行うことの意義や留意点について具体的に執筆しました。未診断のケースが比較的多いため，客観的行動評価と医学的情報提供の必要性についても触れています。

　第3部は，国内のペアレント・トレーニングの主開発者の1人である中田が，精神保健研究所と福島の家族会での豊富な経験をもとに，家族会で行うプログラムについて執筆しました。ニーズの高い家族会で，このようなプログラムを行うときの意義について述べるとともに，実施の際のポイントについて，マニュアルを用いて具体的に紹介しています。

巻末資料には，プログラムを行う際の配布資料を病院版と家族会版ともに載せていますので，実際にペアレント・トレーニングを行うときに利用することができます。

　なお，このようなプログラムは，AD/HDをもつ子どもだけでなく，あらゆる子どもに対して適応可能です。要は理論に裏づけされた有効な子育ての戦略なのです。

　本書の利用法は，シンプルです。今，目の前にいる子どもに対して，どうかかわっていったらよいか壁に当たったとき，具体的なヒントが欲しくなったとき，まず第1部をざっと読んでみてください。次に，ペアレント・トレーニングについて内容をもっと知りたいと思ったならば，医療・相談機関の専門家なら第2部，親であれば第3部，保育士・教師ならば第2部の第4章と第3部をじっくりと読んでみてください。そして，毎日の子どもとのかかわりのヒントになりそうだと感じることができたならば，ぜひ同じ目的をもった2人以上（友人でも夫婦でも結構です）で，もう一度全体を前から順に読み進めながら，第4部の資料も参考にしながら，実際に始めてみましょう。ペアレント・トレーニングは，実際にやってみないとその効果は体験できませんし，数カ月間も1人で実行していくより，誰かと相談しながらやっていくほうがやり遂げやすくなります。

　最初に注意すべきことは，いきなりテクニックに走りすぎず，まず子どもの行動をじっくり観察し，子どもの良い面に注目する習慣を最低1カ月は続けてから，その先に進んでいくことです。子どもと親との愛情あふれる信頼関係，これなしにはペアレント・トレーニングは成り立ちません。子どもの良い面が毎日の生活のなかで見えやすくなったら，あとは1〜2週間単位でステップを進めていってください。テクニックなどで迷うことがあれば，あわてて次に進まず，一緒に始めた人とじっくり話し合って解決してから進んでください。行動療法によって，子どもの適応行動が一つひとつ積み重ねられていくのと同様に，あなたのテクニックや自信，そして子どもを応援するあたたか

いまなざしが積み重ねられていきます。
　「親が変われば子も変わる」。これが，ペアレント・トレーニングのスタート時点のキーワードです。しかし，このプログラムを続けていくことで，「子が変われば親も変わる」，すなわち，子どもの成長を目の当たりにすることで親自身も成長していくことが実感できる，と参加されたあるお母さんがおっしゃってくれました。すばらしい言葉です。この本を通して，どうぞ子どもの成長を楽しんでください。

目　次

はじめに
本書の利用法

第1部　AD/HDとペアレント・トレーニング(親訓練) ……… 1

第1章　AD/HDとは ……………………………… 3
1. どのような子どもにAD/HDを疑うのか
2. AD/HDと判断することの意味
3. 治療の目標

第2章　ペアレント・トレーニングとは ……………………………… 7
1. ペアレント・トレーニングの目的とは
2. 本プログラムの特徴
3. よくある質問
4. どのような効果があるのか
5. これからの展望

第2部　病院，専門機関でのペアレント・トレーニング ……… 15

第3章　ならAD/HD家族教室の実際 ……………………………… 17
1. プログラムの概要
2. 導入期
   - 第1回　ミニ講義「AD/HDの誤解と理解」とプログラムオリエンテーション〈資料1〉
   - 第2回　子どもの行動の観察と理解　〈資料2〉
3. 前期(行動観察と親子関係確立期)
   - 第3回　3つの行動タイプと良い注目の仕方〈資料5〉

第 4 回　親子タイムと上手なほめ方〈資料 7 〉
第 5 回　前半のふりかえり〈資料11〉
4 後期（テクニック習得期）
第 6 回　子どもが従いやすい指示の出し方〈資料13〉
第 7 回　上手な無視の仕方〈資料14〉
第 8 回　トークンシステムとリミットセッティング（限界設定）〈資料17〉
第 9 回　ほめ方，無視の仕方とタイムアウトのまとめ〈資料10〉
5 まとめ
第10回　全体のふりかえりと学校との連携〈資料20〉
第11回　修了式
6 ブースターセッションとフォロー会

第 4 章　教育センターでのペアレント・トレーニング …………… 67
1 はじめに
2 教育相談の場でのAD/HD
3 ペアレント・トレーニングの実施
4 プログラム～「学校との連携」について
5 診断をめぐる問題
6 ペアレント・トレーニングの活用に向けて
7 ほめる―小さな成功を見つけることの意義
8 おわりに

第 3 部　家族会でのペアレント・トレーニング ………… 95

第 5 章　AD/HDと家族会 …………………………………… 97
1 家族会とペアレント・トレーニングの出会い
2 福島AD/HDの会と『とーます！』について
3 家族会でのありかた
4 家族会でペアレント・トレーニングを行う意味

5　ペアレント・トレーニングが家族会に与える影響
　　　6　まとめ

第6章　『とーます！』でのペアレント・トレーニング …………105
　　　1　プログラムの概要
　　　2　プログラムの目的
　　　3　プログラムの進め方

第7章　家族会のペアレント・トレーニングで注意すること ……119
　　　Q1　インストラクターは誰がやればいいのでしょうか？
　　　Q2　インストラクターとして，保護者と専門家ではどちらがいいでしょうか？
　　　Q3　参加費をとるほうがいいのでしょうか？
　　　Q4　参加者の人数は，何人くらいが適当でしょうか？
　　　Q5　参加者を選ぶ方法について教えてください
　　　Q6　参加の動機があいまいで，意欲が低くても参加は可能でしょうか？
　　　Q7　毎回，参加できない場合はどうしたらいいのでしょうか？
　　　Q8　子どもがAD/HDと診断されていない場合も，その親の参加は可能ですか？
　　　Q9　AD/HD以外の障害，たとえばLDとか高機能広汎性発達障害と診断された子どもの親も参加が可能でしょうか？
　　　Q10　AD/HD以外の障害を対象にペアレント・トレーニングを行う場合，何を注意すべきでしょうか？

引用・参考文献 ………………………………………………………… 132
資　料　AD/HD家族教室（病院版）マニュアル ………………… 133
付　録　福島AD/HDの会『とーます！』ペアレント・トレーニング
　　　　マニュアル ………………………………………………… 179
おわりに ………………………………………………………………… 201

第1部

AD/HDと
ペアレント・トレーニング
（親訓練）

第1部　AD/HDとペアレント・トレーニング（親訓練）

第1章　AD/HDとは

1　どのような子どもにAD/HDを疑うのか

「気が散りやすい」「ケアレスミスを繰り返す」「忘れ物ばかりする」「落ち着きなくごそごそ動き回る」「よく考えずに行動して失敗してしまう」などの特徴をもつ子どもがいたとします。お父さんは「子どもは少しくらいやんちゃなほうがよい。自分も子どものころはそうだったが，今は落ちついて仕事もできているから，大丈夫」「母親がもっとしっかりしつけをするように」と言うかもしれません。しかし，もしそれが「幼児期から，学校（あるいは幼稚園・保育園）と家庭など2カ所以上で，ほとんど毎日の社会生活に支障をきたす」程度，すなわち周囲の大人がいくら一生懸命かかわってもうまくいかずに疲れ果て，本人も「困った子」としての失敗を繰り返すようになっているのであれば，「AD/HD（Attention-Deficit/Hyperactivity Disorders；注意欠陥/多動性障害）」を疑ってみる必要があります。

このとき，明らかな自閉性障害や重い知的障害，他の精神疾患があるときは，そちらの診断を優先します。また，多動が目立ち，他の子どもとのトラブルがみられていても，場に応じてうまく立ち回ることができ，運動能力や不器用さに問題がない場合は，本人の性格や環境の影響が考えられますので，もう数カ月ほど様子をみてもいいかもしれません。なぜなら，AD/HDにみられる不注意，多動性，衝動性などの外面上の問題行動は，脳の成熟のアンバランスによるものなので，「場に応じた計画的行動」をするのは苦手のはずですし，協調運動や手作業もスムーズに行えないことが多いからです。「自分で自分

の行動をコントロールしきれない」，車でいえば，ブレーキがあまくなっているだけでなく，視界の悪い条件でアクセルの踏み方やハンドリングにもムラのある状態が，AD/HDをもつ子どもの行動特徴なのです。

2 AD/HDと診断することの意味

　AD/HDの診断のためには，多面的な評価，すなわち行動観察，客観的行動評価，発達歴の確認，そして諸検査が必要です。くわしくは「注意欠陥/多動性障害－AD/HD－の診断・治療ガイドライン」（以下，ガイドライン）の「診断と評価（p.11～69）」[1]をご参照ください。ここでは，AD/HDと診断することの意味について考えてみたいと思います。

　まず注意すべきは，診断はけっして「レッテル貼り」であってはならないということです。たとえば，太郎くんが診察を受けて「AD/HDがある」と診断されたとしても，けっして太郎くんの行動，考え方のすべてが，AD/HDで説明がつくわけではありません。「太郎君はAD/HDだから，あんなことをするんだ」などと決めつけるのは禁物です。あくまでも，AD/HDは太郎くんの一部にすぎない

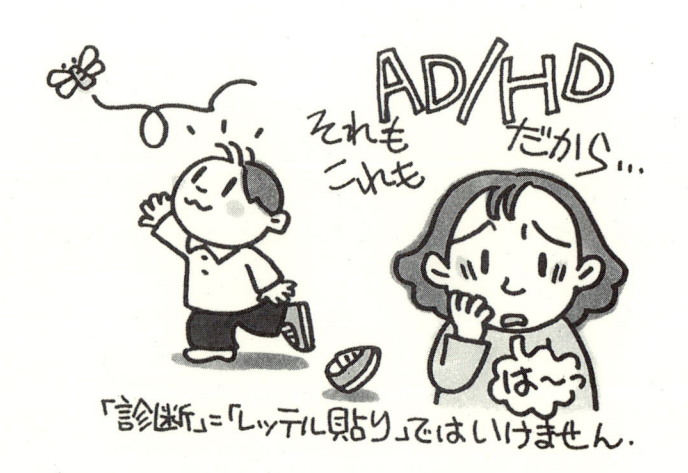

「診断」＝「レッテル貼り」ではいけません．

のです。もし，二郎くんがめがねをかけていたとしても，二郎くんの行動のすべてを，目が悪いことだけで説明できないのと同様です。

「診断する」ということは，本人を行動面だけでなく，情緒面や環境面なども多面的に評価し，発達経過の中で現状を十分に把握することで，「どの時点で，どのような治療を行っていくべきか」の判断を的確に行うことができるようにするということです。つまり，本人を望ましい方向に導いていくための治療なのです。車でいえば，「カーナビゲーション」をセットするために必要な情報収集が「診断」なのです。最初のセッティングが誤っていれば，当然目的地には到着せず，道に迷ったり，遠回りしてしまったりしてしまいます。あわてず，正確な情報収集をスタート時点で行うことが大切です。

3 治療の目標

まず，けっして「周囲が本人を扱いやすくなる」という発想で薬物療法や行動療法を行ってはなりません。集団の生活場面で不適応行動を起こしやすいので，つい「この子さえおとなしくなれば周りも落ち着く」と親や学校の先生は考えがちですが，本来の医学的治療は本人主体で行うべきものですから，「本人にとってのマイナスを減らし，かつプラスを増やす」というスタンスで治療の計画を立てていく必要があります。そのためには，薬は「本人が自分の行動をコントロールしやすい」ように働くことが必要ですし，「適応行動を積み重ねていくことで，不適応行動を減らしていく」ために行動療法を併用することが重要になってきます。

ガイドラインの「心理社会的治療（p.187～191）」の前半[2]にも述べられているように，AD/HDの治療は，①注意機能や衝動制御の障害といった「生物学的次元への治療」，②葛藤，不安，セルフエスティーム*の問題といった「心理的次元への治療」，③生活場面での不適応行動の軽減と適応行動の増加といった「行動的次元への治療」を組み合わせながら進んでいきます。

①に相当する薬物療法が有効であることが多いのは事実ですが，

> **･･･用語解説･･･**
> **★：セルフエスティーム**
> Self（自己）-Esteem（評価）。自分の得意なところも苦手なところも理解し，「失敗しても，またがんばればできる」と自信をもてる気持ち。自分を大切にする気持ち。

　AD/HDの予後を大きく左右する二次障害（ガイドライン「併存障害（p.73〜81）」参照[3]）を予防していくためには，②と③の本人の心と行動に働きかける治療が日常の生活場面に近い状態で行われることが大切です。

　さらに，軽度であっても発達障害のため，長期的には本人の成長を促していくような援助が必要です。このような長期戦となる治療には，本人の「がんばり」と周囲，とくに親の積極的な治療的かかわりが大切であることは言うまでもありません。そのためには，安定した親子関係のもとに本人に「やればできる」という達成感をもたせていくことが重要なポイントとなってきます。

　このような治療効果を生み出す手立てとして，「ペアレント・トレーニング（親訓練）」が注目されています。

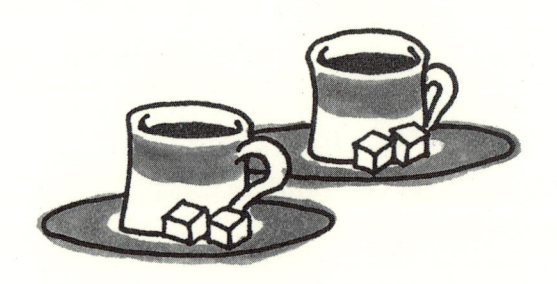

第1部 AD/HDとペアレント・トレーニング（親訓練）

第2章 ペアレント・トレーニングとは

1 ペアレント・トレーニングの目的

　ペアレント・トレーニング（親訓練）とは，大隈ら（2000）[4]によれば，「親が自分の子どもに対する最良の治療者になれるという考えに基づき，親を対象に子どもの養育技術を獲得させるトレーニング」です。これはAD/HDをもつ子どもに限らず，種々の行動上の問題をもつ子どもに対して行われ，主養育者としての親の養育技術を向上させることで子どもの適応行動を増やしていきます。さらに親の養育に関する自信の回復や不安，抑うつの軽減にも役立つことが知られています。

2 ペアレント・トレーニングの特徴

　本書で紹介するペアレント・トレーニングは，私が留学中に習ったUCLA（カリフォルニア大学ロサンゼルス校）のF・フランケル博士の理論に基づき，C・ウイッタム氏によって行われているプログラム[5]を基礎にしています。このプログラムは，主にAD/HDをもつ子どもの親が対象ですが，広汎性発達障害★や軽度知的障害，あるいは障害ではないが反抗的で指示が通りにくい子どもたちをもつ親も，一部参加しています。子どもの行動に振り回され，混乱し疲れ果てていた親たちが，ペアレント・トレーニングを通して子どもの行動を理解し，適切な対応をできるようになっていきながら自分自身も元気になっていく姿から，国は違っても親子の絆は同じであることを実感しました。

> ···用語解説···
> ★：広汎性発達障害（PDD）
> 対人とのやりとりやコミュニケーションの障害，想像力の障害（こだわり）を主症状とするいわゆる自閉症圏の障害。軽症PDDでは，多動性・衝動性，不注意の問題を示し，しばしばAD/HDとの区別がつきにくくなる（ガイドライン「高機能広汎性発達障害とAD/HD（p.87～92）」参照）。

　奈良のグループでは，国立精神保健研究所（当時）の上林靖子先生らのグループと連絡を取り合いながら，UCLAのプログラムを基礎に，マサチューセッツ医療センターのR・バークレー博士のAD/HD専用のペアレント・トレーニング[6][7]も一部取り入れながら，日本の親子関係に合った独自のプログラムを開発してきました（ガイドライン「心理社会的治療；ペアレント・トレーニング（p.189～204）参照）[8]。このプログラムのキーワードは，3つあります。

1 行動治療

　1つめは「行動療法」です。すなわち行動観察をしっかり行い，行動変容理論に基づいて一貫した対応を繰り返していくことによって，「望ましい行動」を増やし「望ましくない行動」を減らしていきます。

2 親子相互関係

　2つめは，「親子相互関係」です。これは子どもの示す不適応行動が，親のしつけや反応のスタイルのみによって決まるわけではないし，子どもの生来的な性質（この場合AD/HDの部分）だけで決まるわけでもなく，親子がお互いに影響しあった結果であるということです。そこで，AD/HDの脳の生理学的特徴を十分ふまえたうえで，安定した親子関係，すなわち「悪い行動⇔叱られる」から「良い行動⇔ほめられる」親子のやりとりを形作っていきます。

3 サポート

　そして3つめは,「サポート」です。現在, AD/HDに関する情報は氾濫しています。AD/HDをもつ子どもの母親は, 周囲から「おたくの子どもをなんとかしろ」と責められるのもつらいのですが,「大丈夫, なんとかなるから」と, 根拠もなく励まされるのが実はつらいのです。「なんとかしようとずっとがんばってやってきた。でもどのようにすれば, 子どもが良い方向に成長していくのかわからなくなってしまった。『なんとかなる』とはとても思えない」というのが本音でしょう。その点, このプログラムのメンバー同士であれば, 悩みを共感しあえますし, 具体的な対応についてのヒントも得られやすいのです。何よりも「悩んでいるのは私だけではない, 困っているのはこの子だけではない」と安心し, お互いに「サポート」しあえる場がペアレント・トレーニングのグループなのです。

3 よくある質問

Q1 ペアレント・トレーニングを始めるには, どのような準備が必要ですか？

A 　巻頭の「本書の利用法」でも触れましたが, このプログラムをひとりだけで実行していくには, かなりのエネルギーを要します。できれば, 親の会や気の許せる友人同士で「一緒にやってみよう」とスタートすることをおすすめします。もしそのような知人がいなければ, 夫婦で話し合いながらやっていける体制にしておくことが必要です。

　また, 子どもに「主治医」がいるならば, ぜひ「このようなペアレント・トレーニングを始めたい」と相談してみてください。そして, 今スタートしてよい時期なのかを確認したうえで始めたら, 定期的に経過報告をして,「フィードバック★1（経過報告へのプラスのコメ

…用語解説…
★1：フィードバック
メンバー自身のがんばり, 上達などについて, 本人の行ったことを賞賛することを通して再確認すること。

ントをしてもらうこと)」を受けてください。このようなフィードバックは,一緒にプログラムをやっている仲間同士でも必ず行ってください。要は,スタートを宣言して「最後までやりぬくぞ」という動機づけを最初にもつこと,そして途中で「よくがんばっているね。ほら,子どものこんなところがよくなってきたね」と勇気づけてもらいながら,持続していく環境づくりが大切です。

Q2 ペアレント・トレーニングで,子どもの行動が悪くなることがあるのでしょうか？

A マニュアルどおりに,前から順番に進んでいってください。今,目の前に困っている行動があるから,といきなりタイムアウトをやろうとしても,子どもは余計に困った行動をエスカレートしてしまうでしょう。あわてず,まずは子どもではなく,自分から変わること,すなわち子どもの良い面に注目して,ほめる習慣を身につけていくことから始めてください。このプログラムは,ステップバイステップ,すなわち1つの段階をマスターしてから,次の段階に進んでいくことが前提となっています。順序どおりにしていけば,一時的に子どもの行動が悪くなったように見えても,必ず良い方向に揺り戻ります。もし,家族会でのプログラムを途中から受けることになったのであれば,トレーナーからその段階までに習得しておくべきことについて十分に指導を受けてください。

Q3 子どもの行動のみに注目し,気持ちを軽く見てしまわないか心配です。

A このプログラムの基本的な理論は行動療法ですが,このような行動療法を有効に行うためには,行動療法を行う側と受ける側の「信頼関係」が必要です。すなわち,親は子どもの行動を理解し,かわいいと実感できるようになり,子どもは親に「認められている」という感覚をもつことが大切です。そのような信頼関係があってはじめて,子どもは親の指示に従うことができるようになるのです。ですから,このプログラムでは,子どもにとって「ほめられる」「達成で

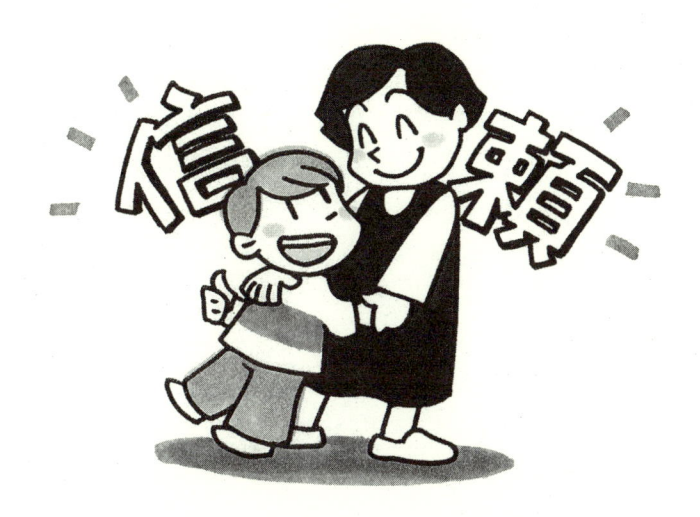

きる」「親と一緒にいて楽しい」「親は自分をわかってくれている」という体験ができるように工夫されていますので，けっして「気持ち」を軽く見ているわけではありません。

Q4 ペアレント・トレーニングは，どのようなところで行えるのですか？

A 本書では，病院・専門相談機関用，教育センター用，そして家族会用を紹介しています。親が集まるところであれば，医療だけでなく，保健，福祉，教育などどのようなところでも行えるのがペアレント・トレーニングです。自宅で行いたいときは，Q1にあるように協力者をもつことで，本書の家族会用か病院用を読みながらできるはずです。

4 どのような効果があるのか

最初に留意すべきは，このプログラムによって，いきなりすべての行動上の問題が解決するわけではないということです。着実にプログラムをこなしていきながら，「じわじわとしみだしてくる効果」をお待ちください。海外の文献でも，訓練効果は実証済みですが，国内のプログラムでもいくつかの効果が確認されてきています。

1 子どもの適応行動が増加

まず，子どもが「今，ここで何が望ましい行動であるか」がわかるようになってきます。無理やりに「適応行動」を押しつけるのではなく，子ども自身が「不適応行動を修正し，適応行動を積み重ねていく」ことができるようにトレーニングが進んでいきますので，結果として子どもの適応行動が増加していきます。

2 親子関係が安定化

第2に，子どもへ親の指示が通りやすくなります。これはAD/HDの部分を理解し，子どもが従いやすい指示を出すテクニックを親が習得していくことと，親子関係が安定化することによるものと思われます。

3 気持ちが上向き

第3に子どもの行動だけでなく，気持ちの部分でも上向きになるということです。ほめられることが増え，達成感をもてるようになることで自信をもてるようになり，やる気も出てくるようです。

4 その他

これらのほかに，親自身が養育の自信を深めることができ，気分的にも安定したり，親子関係がスムーズになったりするなどの多くの効果がみられています。参加された方の具体的な声としては「障害だと理解できた」「子どもがかわいく，一緒にいて楽しいと思えるようになった」「困った問題が起こっても，親訓練で習ったテクニックがあるからなんとかなると思えるようになった」「同じ気持ちをもつお母さんたちと，話し合うことができてよかった」などがありました[9]。

5 これからの展望

厚生労働省の「AD/HDの診断と治療のガイドライン作成」の研究班班長であった上林靖子先生も「ペアレント・トレーニングは，今

後，医療機関，教育相談，母子保健の現場で実行可能な治療法となりうる」とその研究報告書の中で述べ，プログラムのさらなる洗練化と評価を進めていくことの重要性を指摘しています。薬物療法の選択の幅が非常に限定的で，個別教育プログラムが，まだ端緒についたばかりの日本において，ペアレント・トレーニングは家族会のニーズ調査でも最も期待されている治療の一つです。このプログラムを受ける人を増やすには，指導していく人（インストラクター）をまず増やす必要があり，「第3部家族会でのペアレント・トレーニング」の7章（☞p.119)にも述べられているような指導者の育成が急務でしょう。

　また，効果を持続させていくためには，子どもの生活の主要な場である学校での取り組みが鍵となります。したがって，親対象でなく，学校の先生向けプログラムの開発も強く望まれます。そして，そのようなティーチャー・トレーニングプログラムの指導者は医療関係者でなく，同じ教育関係でAD/HDの知識をもつ人がいいように感じます。

　なお，ペアレント・トレーニングのこれからの展望の可能性については，第4章の「6．ペアレント・トレーニングの活用に向けて（☞p.85）」とあとがきにもくわしく述べられています。

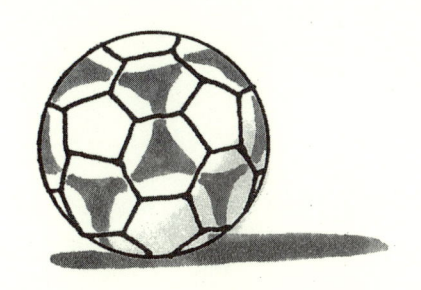

第2部
病院，専門機関での
ペアレント・トレーニング

第2部 病院，専門機関でのペアレント・トレーニング

第3章 ならAD/HD家族教室の実際

1 プログラムの概要

1 プログラムの対象

　表1に募集要項を示しました。対象はAD/HDの診断を受けている小学校2～4年生の児童の親5～6名です。同一グループメンバーにてステップバイステップで進んでいきますので，子どもの年齢層は3学年を越えないほうが，全体の話題がずれにくくていいようです。高学年の参加に関しては，年齢が高くなると，雰囲気にのりにくいセッション（親子タイムなど）が出てきますし，親の指示に従うことに反抗するのも当然の「反抗期」にさしかかりますので，治療者が必要と判断した場合のみ小学5年生も含めるようにしています。逆に低年齢では，精神保健研究所では幼稚園児にも行い，効果をあげていますが，一部わかりにくいセッション（「無視して待つ」☞p.44）があるようです。小学1年生くらいからなら，十分にプログラムにのることができます。

　合併症に関して，反抗的・攻撃的な面の目立つ「反抗挑戦性障害（ガイドライン：Ⅲ．併存障害の治療，行動・精神障害，p.175～178）」[10]がみられても，効果は同様にありました。また，軽度から境界レベルの知的障害があっても効果がみられます。「第3部家族会でのペアレント・トレーニング」のところでも触れられていますが，「AD/HDのあるなしにかかわらず，子どものしつけに役立つ」という意見もあるくらい，対象範囲は広いと考えられます。

　AD/HDとの重なりがよく問題となる広汎性発達障害，特に「アス

表1 ●プログラムの募集要項

第5期 ならAD/HD（注意欠陥/多動性障害）家族教室のお知らせ

　落ちつきがない，注意・集中が困難，衝動的などの行動特徴を示すAD/HDをもつ子どもたちへの社会的関心が高まってきています。彼らにとって，最も注意すべきことは，その行動特徴による失敗体験を繰り返してしまうことにより，本人が自信を失ってしまったり，周囲からマイナスイメージでみられて対人関係に歪みがでてきたりすることだと言われています。同時にその親たちは，「どうして何度言っても同じ失敗をするのか」「自分のしつけが悪いのではないか」と思い悩み，わが子の悪い面ばかり目にうつってしまいがちです。

　ならAD/HD Parent Support Classes（家族教室）では，15年以上の実績をもつアメリカのカリフォルニア大学ロサンゼルス校（UCLA）での親訓練プログラムを日本風にアレンジしたものです。AD/HDをもつ子どもたちの行動の理解と適切な対応法を具体的に学び，練習することを通して，よりよい親子関係づくりと子どもの適応行動の増加を目指しています。これまでのグループから，子どもの行動・意欲，親の養育の自信，親子関係の改善などがみられることが実証されています。

　下記および別紙A，Bの要領で，第5期グループを行うことになりましたので，参加の約束事項をよくお読みのうえ，参加御希望の方は申込書Cに必要事項をご記入のうえ，お申し込みいただきますようお願いいたします。

記
1．対象者：AD/HDの診断を受けている小学校2〜4年生位の男女の親
2．人　数：5〜6名
3．日時（別紙A）：平成14年10月23日〜平成15年3月まで（計11回）
　　　　　各回午前9時45分〜11時15分まで（修了式のみ午後の予定）
4．場　所：奈良県心身障害者リハビリテーションセンター2階討議室
5．その他：目的，進め方，参加条件，費用などについては別紙Bと申込書を参照してください
6．申込締切：平成14年10月16日

2002年10月　　　　　　　　　ならAD/HD家族教室スタッフ　　○○○○

ペルガ―障害」の子どもの場合にも本プログラムは有効ですが，やはり一部（「好ましくない行動を無視して減らす」☞p.47）では，わか

りにくいところがあるようです。

2 プログラムの目的と進め方

表2に、プログラムの進め方の案内を示しました。個々のメンバーが、プログラム参加の目的意識をしっかりもつことと参加のための約束ごと（「休まない」「遅刻しない」「ホームワークをやってくる」）を守ることが大切です。また、会で知り得た他のメンバーのプライバシーにかかわる事項についてはもちろん秘密厳守です。

表2●プログラムの目的と進め方（別紙B）

ならAD/HD家族教室の進め方とお願い事項

（1）目　的
　　AD/HDをもつ子どもの行動を理解し、行動療法に基づく効果的な対応法を学び、話し合い、練習して、よりよい親子関係づくりと子どもの適応行動の増加を目指します。

（2）本プログラムの基本的考え方と進め方
　　親自身が子どもにとっての「最良の治療者」になるため、別紙Aの予定表にそって、各回テーマを決めて学習・話し合い・練習を行い、ホームワーク（H.W.）として自宅でも練習します。
　　ステップバイステップで行いますので、毎回のセッションの最初に前回のホームワークのふりかえりを行い、達成度を深めて、次のステップに進んでいきます。
　　セッション参加は親の方だけですが、親子タイムやトークンシステムを自宅で行うことで、子どもにも参加してもらうことができ、家庭環境も構造化（ルール作り）していくことで、指示に一貫性をもたせるようにしていきます。行動療法の理論に基づいて、よい注目（ほめる）と限界設定（ペナルティ）を上手に与えていくことで、子どもに指示が通りやすくなり、親子関係の安定化と子どもの適応行動の増加がみられてきます。さらに、親のストレスの軽減、子どものセルフエスティームの回復などもみられることが今までのグループからわかっています。
　　また、参加メンバー同士で、相談しあい、お互いに高めあっていくというサポート機能も期待されます。

　　　　なお，子どもの行動や態度がただちによくなるものではないことを
　　　ご承知おきください。
（3）参加するための約束事
　　　　セッションの進行上，毎回参加が原則です。また，グループで行い
　　　ますので，遅刻も厳禁です。家庭での練習が最も大切ですので，<u>ホー
　　　ムワークは必ずやってきてください</u>。なお，他の家族（お父さんな
　　　ど）にもこの会で習ったことを伝え，協力してもらいましょう。
（4）パイロットスタディとしての協力のお願い
　　　　治療の効果を高め，その有効性をフィードバックしていくために
　　　は，より客観的な状況把握と治療効果判定が必要です。そのため，訓
　　　練前後での子どもや参加家族の方についてアンケートと評価尺度（行
　　　動特徴，こころの健康度，親子関係など）へのご協力もお願いしま
　　　す。
　　　　また，各回のセッションをスタッフ間で検討して，より良いかたち
　　　への工夫を試みていくために，各セッションの録音と適時ビデオ録画
　　　を行います。ご了承のほどお願いします。
（5）秘密保持の厳守と費用について
　　　　この会は，奈良県心身障害者リハビリテーションセンターの医療行
　　　為として行われます。保険証，診察券での精神科外来受診の手続きを
　　　毎回お願いします。また，最終の修了式のお茶菓子代は各自実費負担
　　　となります。もちろん，セッション中の話の内容やアンケート結果な
　　　どについては，プライバシーを厳守します。参加される皆さんも，他
　　　のメンバーのプライバシーへの十分な配慮をお願いします。
　　　　新しい治療的試みですので，スタッフと参加メンバーの皆さんで話
　　　し合いながら，自分たちに合ったスタイルで，かつ楽しく進めていき
　　　たいと思いますので，よろしくお願いします。

3　全体の流れ

　表3に全10回の全体スケジュールを示しました。1回1時間半の
セッションを原則に隔週ペースで行いますが，年末年始や学期始め
など家庭が忙しい時期は，3週間程度あけたほうがゆとりをもてるよう
です。修了式まで含めると，約半年の長いグループになります。ス
テップバイステップで，メンバー全員が各回のテーマを消化しながら
次に進んでいくため，第5回に「前半のふりかえり」，第9回の一部

表3●全体のスケジュール（別紙A）

第1回：平成14年10月23日（水）
　　　　ミニ講義「AD/HDの誤解と理解」
　　　　プログラム全体のオリエンテーション（行動療法について）
　　　　自己紹介・子ども紹介
　　　　【H.W.1】子どもの行動―対応―その結果どうなったかシート
第2回：平成14年11月13日（水）
　　　　子どもの行動の観察と理解【ロールプレイ】
　　　　【H.W.2】ほめた行動―どうほめたかシート
第3回：平成14年11月27日（水）
　　　　子どもの行動へのよい注目の仕方
　　　　【H.W.3】行動の3つのタイプ分けシート
第4回：平成14年12月11日（水）
　　　　親子タイムと上手なほめ方
　　　　【H.W.4】親子タイムシート作り
第5回：平成14年12月25日（水）
　　　　ふりかえりセッション（前半を消化して，後半のステップへ）
　　　　【H.W.5】親子タイムのある冬休み♪
第6回：平成15年1月8日（水）
　　　　子どもが従いやすい指示の出し方【ロールプレイ】
　　　　【H.W.6】指示―子どもの反応―次にどうしたかシート＆親子タイム
第7回：平成15年1月22日（水）
　　　　上手な無視の仕方【ロールプレイ】
　　　　【H.W.7】無視した行動―どう無視したかシート＆親子タイム
第8回：平成15年2月12日（水）
　　　　トークンシステム（ごほうび）とリミットセッティング（限界設定）
　　　　【H.W.8】トークン表作り♪／限界設定シート
第9回：平成15年2月26日（水）
　　　　ほめかた，無視の仕方，タイムアウトのまとめ【ロールプレイ】
　　　　【H.W.9】トークン表♪／タイムアウトシート，ほめた行動
　　　　　―どうほめたかシート
第10回：平成15年3月12日（水）
　　　　学校との連携
　　　　全体のまとめとこれからのこと
　　　　【H.W.10】訓練後評価セット
第11回：平成15年3月26日（水）午後
　　　　修了パーティ（子どもも参加）〈予定〉

> ☆全セッション終了約1カ月後に，個人別にブースターセッションあります。
> *場　所：リハビリセンター2階討議室
> *時　間：午前9時45分〜11時15分まで
> *約束事：休まず，遅れず，ホームワークがんばって！

に「後半のまとめ」として時間的余裕をもつようにして，全体の進行を微調整しています。

全セッション終了1カ月後に，個人別のブースターセッション（「（6）ブースターセッションとフォロー会」☞p.64），その後，自由参加のフォロー会を2〜3カ月に一度のペースで行っています。

4 各回セッションの流れ

まずウオーミングアップで，グループ全体をリラックスした雰囲気にもっていきます。次に，前回のホームワークの報告を各メンバーにしてもらい，そのがんばりをフィードバック，すなわち賞賛します。このホームワークは15分程度で終わることもありますが，前回分の理解を深めたり，予期しないアクシデントからメンバーの誰かが「たいへんさ」を語り始めたら，みんなで耳を傾ける時間もとったりしますので，30分以上かかるときもあります。

そして，その回のテーマについて巻末資料であげてあるレジュメ（配布資料）に基づいて学習し，必要に応じてロールプレイ★¹を行って理解と対応のスキルを高めていきます。ここで大切なのは，治療者からの一方的な講義ではなく，「自分たちの困っていることを解決していくために，一緒に学習していきましょう」という感じで，メンバーそれぞれが主体的に，自分の生活のなかでの場面を，具体的に想像しながら学習していく姿勢です。

最後に，次回までのホームワークを説明し，自宅でも練習して習得度を増すとともに，汎化★²しやすいようにします。

5 スタッフ

　リハビリセンターでは，3名のスタッフ（「トレーナー」ともいいます）で進行しています。会全体を進めていく「インストラクター」，全体を見渡し，必要時にアドバイスをして進行の手助けをする「ファシリテーター」，そして「書記」の3名です。できるだけ少ないスタッフでもマニュアルに沿って実施できるのが望ましいのですが，インストラクターだけでは，発言者以外の様子を見落とす場合があり，やりとりの記録までできませんし，ロールプレイのモデリング[★3]もしますので，病院や相談機関でこのプログラムを行うときには，やはり最低2名のスタッフは確保したいものです。

　また，グループの「雰囲気」も大切です。安心できて，明るい雰囲気をスタッフ・メンバー全員で保っていくように配慮すべきでしょう。

⋯ 用語解説 ⋯

★1：ロールプレイ
課題となる場面を設定し，決まった方法で相手役とやりとりすること。その際，習ったテクニックを用いてみて，自分の出来具合，相手の反応を体験するとともに，周囲から良かった点のフィードバックを行います。

★2：汎　化
習ったことが普段の生活で生きていること。

★3：モデリング
ロールプレイなどで望ましいやりとりの手本を演じること。

2 導入期（第1～2回）

■導入期のポイント
①子どもや自分をつい責めていませんか？
　AD/HDは，子どものわがままや親のしつけの悪さによるものではありません。
②AD/HD児は大きくなるとどうなっていくのか不安ですか？
　ツボを押さえたかかわり方を続けていくことで，本人らしく成長していきます。
③ペアレント・トレーニングで上達するテクニックって？
　子どもとのかかわり方のツボを上手につかむテクニックです。テクニックだけでなく，子どもや自分のセルフエスティームを高める効果もあります。
④自分の子どもの行動を観察して，記録することでどうなるのですか？
　ぼんやりとしかわかっていなかった「子どもの行動」が具体的にみえてきて，次の行動も予測しやすくなるので，対応しやすくなります。問題点を客観視できるので，いらいらしにくくなります。
⑤導入期のいちばん大切なことは？
　AD/HDは誰のせいでもないけれども，その対応はとっても難しい，だからペアレント・トレーニングを学習するんだ，と開き直ることです。

1 第1回：ミニ講義「AD/HDの誤解と理解」とプログラムオリエンテーション（資料1）

1）動機づけをする

　まず「AD/HDは脳の未熟性によるものであり，本人のわがままや親の育て方の失敗ではない」「その経過は周囲の対応によって大きく変わっていく，しかしその対応が難しい」ことを確認するための医学的講義を行います。そして「その難しい対応のコツを身につけていくために，AD/HDの特徴に合わせた行動療法であるペアレント・トレーニングをこれから半年間がんばっていきましょう」とグループ全

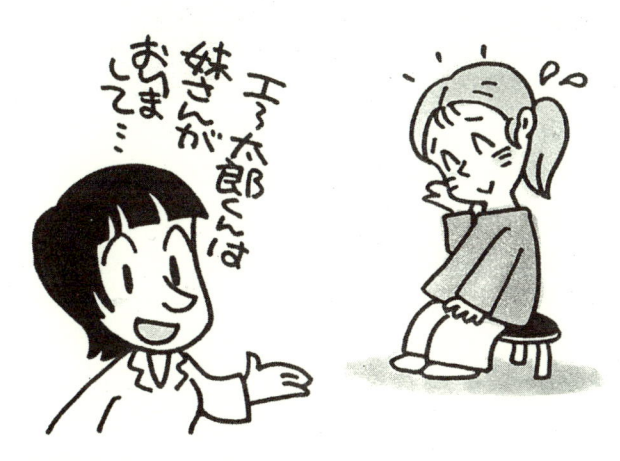

体で動機づけをします。
 2）他己紹介をする
　次に2人1組になって，お互いの子どもの話をしてもらったあと，全体で相手の子どもの紹介（他己紹介）をしてもらいます。この時期，自分で自分の子どもの紹介をすると，つい「悪い面」に目がいきがちですが，他己紹介の形だとすっきりできますし，まずはメンバー同士で親近感がわきやすくなるようです。これは，元精神保健研究所の藤井和子先生のアイデアによるものです。
 3）参加の目的を明確にする
　続いて，各メンバーから「どのような場面でどのように困っているか」を具体的に話してもらい，参加の目的を明確にしていきます。このときに，子どもの行動がどのような状況で対応困難であるか事前に記入してもらっている「子どもの行動観察（状況版）」（資料2）を各自参考にして話を進めていきます。たとえば，「宿題をするように言っても，指示が通りにくい」のであれば，「宿題をするという指示を上手に通したい」と訓練で目指すものを具体的にイメージしてみます。
 4）3つの約束ごとの再確認
　そして，全体の流れについてスケジュール表（表3）を見ながら説明し，3つの約束ごと（「休まない」「遅刻しない」「ホームワーク

をやってくる」）を再確認します。さらに，事前に記入してもらっている「子どもの行動観察（対応版）」（資料3）をもとに，行動療法の簡単な説明をします。すなわち，子どもの問題視される行動には必ず理由があり，さらにその行動に対する親の対応の結果として次の行動が見られることから，子どもの行動を前後関係も含めてよく観察することと，一貫した対応を続けることの大切さを伝えます。

5）ホームワークの説明

最後に，次回までのホームワークの説明をして終了です。第1回のホームワークは「子どもの行動―どう対応したか―その結果としての子どもの反応」（H.W.1）です。

2 第2回：子どもの行動の観察と理解（資料4）

1）ウオーミングアップ

子どもの「良いところ探し」です。前回からの2週間でみられた「ちょっと良いエピソード」を順番に披露してもらいます。この時期は「なかなか良いところがなくって…」「たいしたことじゃないのですが…」と言うメンバーも多いのですが，回が進むにつれて「良いところ」の報告がスムーズになってきますから心配ありません。

2）ホームワーク報告

どのような状況で子どもの困った行動が起こり，自分の対応の仕方で結果的に子どもの行動はどうなったかについて報告してもらいます。

H.W.1をみてみましょう。まず「いつ」「どこで」「何をしているときか」という状況・場面をおさえます。そして子供のどのような行動が起こり，それに対してあなた（参加している母親）はどう対応をしたか。そして，その結果として子供の行動はどのように収束したかについて具体的に記録されています。この時点では，対応の是非を問うのではなく，行動の観察を客観的に行うことを重視し，きちんと観察して記録できていることを評価します。

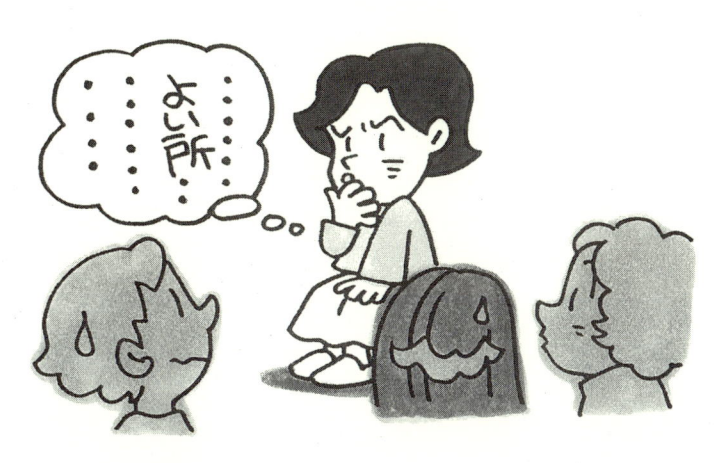

(3) セッション内容

「1．子どもの行動を理解しよう」では，子どもの行動は本人の特性，親のタイプやストレス，そして対応の仕方などから影響を受けて起こっていることを理解します。そして，子どもの行動そのものは，AD/HDの特徴よりすぐには変わりにくいことから，まず前後の状況や対応を変えてみることから始めてみることを提案します。ここで注意すべきは，「誰の対応が悪いからだ」などと犯人探しをするのではなく，いくつかの要因が絡み合って一つの行動が起こってきていることを理解することです。

H.W.1 ●子供の行動—対応—どうなったか

日　付	状況・場面	子どもの行動	あなたの対応	子供の反応
3月20日	父親の実家で，夕食中	食事の途中で，行ったり来たりして遊びだした	「ちゃんと座って食べなさい」と何度も注意した	まったく言うことを聞かず，そうぞうしいまま食べ続けた
3月22日	朝の支度中，弟にささいなことを言われた	弟に暴言を吐き，たたこうとした	注意して，引き離そうとした（責めながら）	余計に興奮し，母親にも蹴ってきた

「3．子どもの行動が改善されるためのポイント」では，「高望みは禁物である」ことを伝えます。まず子どもの行動をよく観察し，今できることから，AD/HDの特性に合わせて工夫していきながら，行動の変容を進めていきます。

実例として「レストランで退屈→騒いだ→おもちゃを買ってもらった」という行動の流れについて検証します。公共の場で騒ぐという不適切な行動のはずが，おもちゃを買ってもらうという「暴れ得」になってしまったことにより，強化＊されてしまっています。このようなパターンにならにようにするにはどうしたらよいかを，みんなで話し合います。たとえば「待ち時間の少ないファーストフードに行く」とか「あらかじめ漫画を持っていく」，あるいは高等テクニックですが，前もって「騒いだら食事の途中でも帰る」と約束しておいて，不適切な行動（騒ぐ）に対して断固とした対応（帰る）をするなどです。つまり，前後の状況や対応を変えてみることについて話し合います。

最後に「4．ロールプレイ」として，家庭でよくみられる子どもの困った行動と，そのときの自分の対応について演じてもらいます。このロールプレイでは，やりとりのテクニックについては言及せず，「いつものわが家の感じ」を披露してもらいます。そして演じてもらった後，「ちゃんとがんばってやっている」とフィードバックしたうえで「でももっと楽な対応について，これから練習していきましょう」と結びます。

(4) ホームワーク

「あなたがほめた子どもの行動—どうほめたか」（H.W.2）です。

用語解説

★：強　化

行動の後に引き続いて，そのもとの行動が繰り返されやすいような刺激を与えること。

3 前期（行動観察と親子関係確立期）（第3～5回）

■前期のポイント
①子どもの行動を，3つのタイプに分けるとどうなるの？
　好ましい行動に注目せず，困った（好ましくない）行動にばかり注目していたことに気づきます。その困った行動には2種類，すなわち「許しがたい行動」と「減らしたい行動」があり，子どもの行動には計3つのタイプがあり，それぞれについて対応の仕方が異なることがわかってきます。
②「良いところ探し」ってどういう意味があるの？
　目につきにくかった「子どもの良いところ」が見えてきて，ほめるタイミングがつかめるようになってきます。
③ほめることの効果は？
　子どもの「好ましい行動」が増えることによって，必然的に「好ましくない行動」が減ってきます。
④親子タイムを続けるとどうなるの？
　ほめることの苦手な人も，子どもの良いところが見えてきて，上手にほめられるようになり，親子とも一緒にいることが楽しくなってきます
⑤前期のいちばん大切なことは？
　子どもの良いところに目を向けて，具体的にその行動をほめることです

1 第3回：3つの行動タイプと良い注目の仕方（資料5）

1）ウオーミングアップ

　「良いところ探し」を継続します。この時期，上手に子どもの良い面を報告できるメンバーとそうでないメンバーとの差が開きがちです。なかなか良い面が見えにくい状況から，つい「悪いところ探し」のような報告になることもありますが，スタッフや他のメンバーで傾聴，すなわち「たいへんさ」を共感しながら聴き入るようにします。

H.W.2 ●子どもの行動―どうほめたか

日付	あなたがほめた行動	どのようにほめたか
10月18日	苦手な漢字テストで一発合格	すごい，がんばったね，この調子でがんばれ
10月25日	朝起きてから学校に行くまでの行動	いつもより素直にスムーズにできているよ，えらい

2）ホームワーク報告

　子どもの行動に良い注目を向けて，どのようにほめているかをみていきます（H.W.2）。

　10月25日をみてみると，まだほめた行動が具体的に述べられていないことと，ほめ方が「いつもより素直」と子どもにとってあまりうれしくないほめ方になっていることがわかります。ただ，この時期には，ホームワークをやってくることと，子どもの行動に良い注目をすることが重要ですから，マイナスのほめ方には言及せずに，宿題達成を評価します（「上手なほめ方」については第4回で学習します）。ただし，ほめた行動を具体的に（歯磨き，着替え等）記載することや，ほめるときにはすぐ，具体的にほめるともっと良くなることをアドバイスしておきます。このように2週間でもほめる行動を探し，その行動に対し「ほめる」という良い注目を繰り返すことで，「けっこう，この子にも良いところがあるんだな」という気づきがもてるようになってきます。

　なお，このホームワークは第9回の時点でも行います。良い注目がどれだけ頻繁にできるようになったか，どれだけ上手にほめられるようになったかを確認し，自信を深めるためです。

3）セッション内容

　「1．親子相互作用（やりとり）をプラス（＋）に向けよう」にて，AD/HDをもつ子どもの行動パターンから，つい「悪い行動⇔叱責する」という悪循環になっていることを指摘します。そのやりとり

表4 ●行動の3つの類型分け

好ましい行動 （増やしたい行動）	好ましくない，嫌いな行動 （減らしたい行動）	破壊的，他人を傷つける可能性のある行動 （すぐ止めるべき行動）
ほめる 　良い注目を与える 　ときに，ごほうび	無視 　余計な注目をしない 　冷静に 　中立的に	リミットセッティング 　警告→タイムアウト 　きっぱりと 　身体的罰はだめ

から脱却するためには，親のほうから対応を工夫していく，特に良い注目をしてほめることを推奨します。たとえば，朝の着替えがぐずぐずして完了していなくても「早く着替えなさい！」と叱責するのではなく，「おっ，ちゃんと靴下がはけてえらいね，次はシャツかな」とわずかながんばりに注目し，具体的にほめてみるように提案します。

「2．子どもの行動を3つのタイプに分けましょう」は，このプログラムの根っこにあたる重要な部分です。子どもの行動を「①好ましい行動」「②好ましくない行動」「③許しがたい行動」の3つに分け，それぞれに「①ほめる，②無視する（過剰に反応せず，見守る），③警告からタイムアウト」と一貫した対応をすることが，まさに子どもに良くない行動を気づかせ，適切な行動を身につけさせるためのポイントであることを強調します（表4）。この際，留意すべきは，子どもの人格を否定するのではなく，子どもの人格は尊重しながら，その時どきの行動に対して一貫した対応をするということです。さらに，これまでのメンバーのホームワーク報告からまとめた「3つの行動リスト」（資料6）も参考にしてもらいます。ここでは，対応の練習はまだで，まず行動を観察して3つのタイプに分ける練習からスタートします。

4）ホームワーク

　子どもの行動を3つのタイプに分けて，記録してくることです（H.W.3）。

H.W. 3 ● 行動の3つのタイプ分け
■ Aさん

日付	好ましい行動 （増やしたい行動）	好ましくない行動 （減らしたい行動）	許しがたい行動 （なくしたい行動）
5月21日	帰宅してすぐ制服をハンガーにかけ，手洗いとうがいをした	朝起きて学校に行くまでの間，テレビに夢中でなかなか準備しない	
5月23日	朝起こされる前に自分で起きてきた		約束を守らなかったので無視したら，近くのものを投げた
日付なし			食事中にいつも立ち歩く

■ Bさん

日付	好ましい行動 （増やしたい行動）	好ましくない行動 （減らしたい行動）	許しがたい行動 （なくしたい行動）
5月22日	遊びに行って帰ってくる時間を守れた	玄関にコートを脱ぎっぱなし	父親が新聞を読んでいたら，横から自分も読みにきてとろうとした
5月25日	連絡帳をていねいに書けた	帰宅するなり寝転んで，アイスクリームを食べながら漫画を読む	相手の都合も考えずに，友人宅に電話する

2 第4回：親子タイムと上手なほめ方（資料7）

1）ウオーミングアップ

　良いところ探しです。

2）ホームワーク報告

　H.W. 3を見てみましょう。

　行動を3つに分けてみると，子どもの行動のとらえ方が各メンバーにより非常に差があること，たとえば同じような行動でも「許しがた

い行動」にも「好ましくない行動」にもなり得ることがわかります。自分の子どもの行動をどのタイプに分けるかについては，正解・不正解はありませんし，その判断の基準はあくまでも記録者である母親が決めればよいのです。ただし，3つの行動タイプによって対応が決まってきますから，タイムアウトの対象となる「許しがたい行動」とは，物を壊したり，他人を傷つけたりするものに限定し，すぐやめさせるべきものと捉える必要があります。

また，「日付なし・食事中にいつも立ち歩く」と書くのではなく，「○月△日夕食時に立ち歩いた」というように具体的エピソードを書くようにします。

3) セッション内容

「1. 親子タイムをしてみましょう」（資料8）では，親と子どもの二人きりの時間をもつことの大切さを考えます。メンバーの多くは，家庭で子どもの行動をなんとかコントロールしようとするのですが，うまくいかず，朝から晩までいらいらさせられたり，怒りまくったりして，結局自己嫌悪に陥ってしまって，このペアレント・トレーニングに参加しています。子どものほうも「いつもお母さんに怒られてばかり」と余計に指示に従わなくなったり，わざと叱られるような行動をとったりしてしまいます。これが第3回でも説明した「親子関係の悪循環」です。

親子タイム（スペシャルタイム）は，子どもにとって「特別な時間」で，

①親は口出しせずに子どもとかかわる
②子どもは自分のやりたい遊びを好きなように遊ぶ（TVゲームなどやりとりのない遊びは除く）
③親は子どものやっていることで『良いな』と思ったことをどんどんほめていく

ことです。

このような特別な時間を週に1～2回でも15～20分程度行うことで，親は「何かさせなくてはいけない」と焦る気持ちなしに子どもと

かかわることができ，子どもは怒られたり，干渉されたりせずに好きなことができますし，しかも「上手に遊んだね」などとプラスの声かけをしてもらうことで満足感が得られます。彼らは同学年との遊びではうまく遊びきれないことが多いので，親子でも十分に遊びきったという体験はとても大切なのです。母親は，親子で一緒に遊びを楽しむなかで，次第に子どもの「良いところ」に目が向きやすくなり，ほめるスキルも上達してきますので，「ほめられる⇔良い行動」と良いパターンのやりとりが増えてきます。

　セッション中に，この親子タイムの説明を受けたときには半信半疑であったメンバーたちも，繰り返すうち「子どもが親子タイムを楽しみにしている」「自分も楽しめる」「子どもがかわいいと思える」とその効果を実感できるようになっていきます。この親子タイムを成功させるポイントは，自分が無理なくできる時間で行うことです。忙しいときに「気もそぞろ」で行うより，「また今度ね」とゆとりのあるときに行って，自分も楽しむべきです。また，兄弟姉妹が多く，2人だけの時間がうまくとれないときは，塾の送り迎えやお風呂などのちょっとした時間を活用して，①～③のルールに準じて楽しめばいいのです。切り替えの苦手な子どもの場合は，ブロック遊びなどより，UNO（ウノ）やトランプなどのカードゲーム，オセロなどが，時間を区切りやすいのでやりやすいようです。

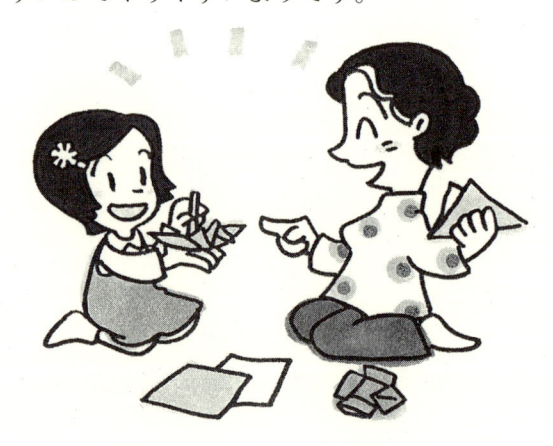

なお，バークレーのプログラムでは，「切り替えの苦手なAD/HDの子どもに切り替えをさせる練習をする」と述べられていますが，本プログラムでは，親子で楽しむ時間を共有することと，ほめるスキルを上達させることに主眼を置いていますので，15～20分という時間はあくまでも目安となる時間と捉えてください。
　「2．上手なほめ方」（資料9）では，親子タイムやふだんの生活で，子どもをどのようにしてほめると効果的かを練習します。このあたりのセッションまでに，各メンバーは良い行動に目を向けるスキル（技術）が増してきていますので，さらにほめ方のスキルも上達させることで，より子どもが満足感を得られ，良い行動が身につくようになっていきます。一般的に，日本人，特に日本の母親は「わが子をほめる」ことが米国の母親と比べてうまいとは言えないようです。ぜひほめ方の練習をしてみましょう。
　「3．親子タイムの時間づくりのヒント」は，スケジュール作りの練習です。AD/HDをもつ子どもは，なかなか親の期待どおりにテキパキと動いてくれません。たとえば，夕方から寝るまでのスケジュール作りでは，夕食，お風呂，宿題など必要なものにまず十分な時間（その子どもにとって妥当な時間）をあてて，親が「少し待て」て，子どもが「せかされずに」実行できるゆとりを持たせることがもっとも大切です。ただし，時間が長くなってもその分だらだらしてしまうだけの子どもも少なくありませんから，スケジュール表を貼り出して明示したり，子どもに何度も時間の確認をさせたりすることも必要です。
　おまけとして，「子どもの宿題とのバトル」（資料10）は親子関係の悪循環の主原因のひとつである「宿題にとりかかれない」「最後まで仕上げられない」などの悩みをどう解消していくかのヒントが書かれています。UCLAの資料の訳文ですので，一部日本の実情に合わないかもしれませんが，AD/HDのある子どもの特徴をうまくとらえて宿題をするための参考として提案します。もし時間がなければ，この資料は第6回の「指示の出し方」のときに配布・説明してもよいかと思います。

4）ホームワーク

　当然「親子タイム」にチャレンジします。最初はうまくいかないことが多いので，親子タイムシートを作って「いつ，どんなことをして，どうだったか（子ども・親の感想）」を書き留めておいて，次回報告するようにします。

3 第5回：前半のふりかえり（資料11）

1）ウオーミングアップ

　良いところ探しです。親子タイムのなかでほめた行動でもけっこうです。

2）ホームワーク報告

　親子タイムの実行状況について，親子タイムシートを見ながら報告してもらいます。最初はうまく時間をとるのが難しい，子どもの誘い方がわからないなどの意見が出ますが，メンバー同士で「送り迎えの時間を使う」「弟（妹）は父親にみていてもらう」などの工夫を話し合うことで解決していきます。内容についてはオセロ，トランプ，ウノ，バランスゲーム，ブロック遊び，散歩やお風呂遊びなどバラエティあふれる遊びがみられます。最初，子どものほうからは「（TVゲーム以外の遊びといっても）何をしたらよいのかわからない」と言われることもありますが，いくつかの遊びのなかから選ばせたりすることで，子どものお気に入りの遊びが定着していきます。ともかく，子どもも大人も「一緒に楽しむ」時間を共有することが大切です。

3）セッション内容

　第1～4回までのセッションを簡単に復習します。この前半部で，子どもの行動の良い面に注目してほめる習慣がついたかどうかが，後半部が生きてくるポイントとなります。

　親の指示に従わそうとする，無視やタイムアウトを効果的に行うためには，テクニックを磨くだけではだめです。子どもの立場からすると，いつも「だめ，早くしなさい，ちゃんとしなさい」と小言ばかり言う親と，「△△ができてえらいね」とがんばったことを評価してく

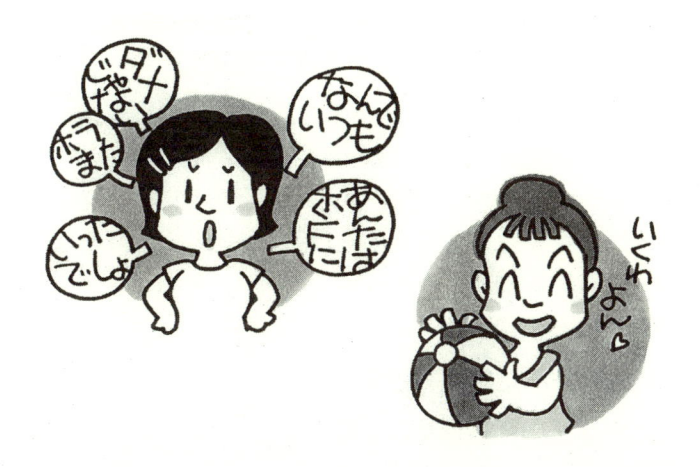

れたり，ときどき一緒に思いっきり遊んでくれたりする親と，どちらのほうが「言うことをききたくなる」親でしょうか。いつもはほめてくれる親が，無視したり，叱ったりすると，「あれ，自分の行動が悪かったかな」と子どものほうも気づきやすくなります。肯定的な注目ができるようになることがこのプログラムの基盤となるので，「叱られてばかり」の親子関係から，「ほめられることの多い」親子関係に変わっていることが全参加メンバーで確認できたら，後半へ進んでいきます。

　また，「対応テスト」（資料12）で子どもの行動を客観的に見られるようになっていることをフィードバックし，これから後半でマスターしていく指示の出し方や無視の仕方について簡単に説明しておきます。

4）ホームワーク

　引き続き「親子タイム」を楽しんでくることです。

4 後期（テクニック習得期）（第6～9回）

■後期のポイント

①子どもが指示に従わないのですが…。
　子どもの良いところに目を向けてほめていますか？　それができていれば「予告→CCQできっぱり指示→ほめて終了」で指示が通るようになってきます。

②CCQってなんですか？
　「Calm（おだやかに）」「Close（近づいて）」「Quiet（落ち着いた声で）」です。子どもに指示を出すときのコツです。

③無視って、子どもを虐待していることにならないのですか？
　「子どもの存在を無視するのではなく、良くない行動から注目を外しつつ、良い行動がみられたらほめる」のが、一連の「ほめることを待つための無視」のテクニックです。

④トークン表って、アメで子どもをつることにならないのですか？
　子ども自身が、視覚的にも「やるべきこと」を理解したうえで、親子で「できたこと」にシールはりなどを行うことを通して、「がんばってできた！」「ほめられた」と達成感を味わうことがトークン表の目的です。

⑤タイムアウトはかわいそうで…。
　「これだけはしてはいけない」ことを親子で理解するために定めるルールです。子どもの集団での社会性を伸ばしていくためにも、自分のとった行動にきっぱりと責任を負わせることは大切です。

⑥後期のいちばんのポイントは？
　CCQをマスターすることと「うまくできた」と思える場面が増えてくることで、親は養育の自信を回復し、子どもは「自分もできた！」と達成感を持つことです。

1　第6回：子どもが従いやすい指示の出し方（資料13）

1）ウオーミングアップ＆ホームワーク報告

　親子タイムの報告と良いところ探しを同時に行います。親子タイムについては、記録はつけなくてもよいので、全セッションが終了する

まで定期的に続けていくよう説明します。

2）セッション内容

「1．なぜ指示に従いにくいのか」について，AD/HDの特性を思い出して考えてみます。

　①音刺激への注意の配分が悪いため指示が入りにくい
　②今その場でやるべきことがわからず，自分の興味が優先して行動に結びついてしまう
　③やりだしてもすぐ気が散ってしまう
　④最後までできた，ほめられたという体験が圧倒的に少ない

これら①〜④の理由から「指示に従って課題を達成する」ことが非常に苦手なのです。このような特性をもつ彼らに対して，どのように指示を出せばよいのでしょうか。「2．従いやすい指示を出すためのテクニック」をいよいよ習得していきましょう。

指示の基本は，「予告→指示→ほめて終了」です。まず自分の手を止めて，子どもの傍らに行って気を引いてから，もうすぐ指示を出すことを予告します。そして約束の時間になったら，指示をはっきり，短く，具体的に出します。この時に「CCQ」というテクニックを用います。CCQとは，「C（Calm）；穏やかに」「C（Close）；近づいて」「Q（Quiet）；落ちついた声で」指示を出すことです。子どもさるもの，一度の指示ではなかなか従いませんが，そこはじっと

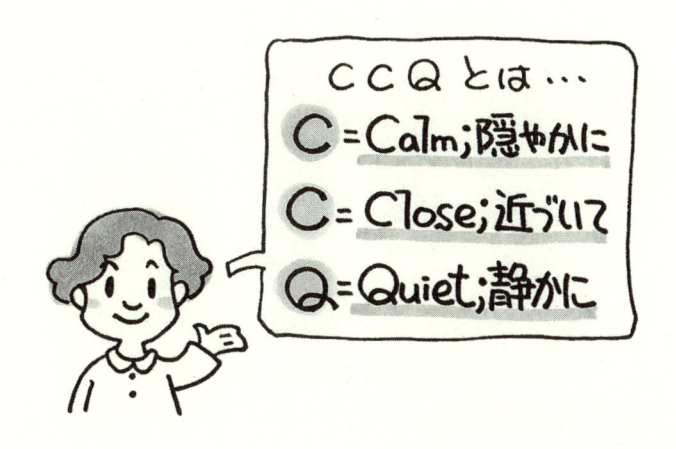

CCQとは…
C＝Calm；穏やかに
C＝Close；近づいて
Q＝Quiet；静かに

第3章　ならAD/HD家族教室の実際

CCQを守って,いらいらしたり,どなったりしないことです。そして指示に従い始めたらすぐ,指示どおりにがんばっているとき,そして指示を完了したときにきっちりほめてあげましょう。

　ブロークンレコード・テクニックも役に立ちます。これはCD世代にはピンときにくいかもしれませんが,資料13の例にあるように,子どもが指示に従うまで,指示のフレーズを何度も繰り返すものです。壊れたレコードの繰り返しですから,だんだんと口調が荒くなったりせずに,穏やかな口調のまま指示を続けます。これは子どもの言いわけや反抗に耳を貸さない,この指示を実行しなさい,という強い意思を子どもに知らせるためのものです。子どもの言い訳にていねいに答えていくうちに,つい子どものペースに巻き込まれてしまうやさしいお母さんタイプに向くテクニックです。もちろん,子どもが最終的に指示に従ったらほめてください。

　また,このテクニックを乱用すると子供が「逆ブロークン」として,たとえば「まだ寝る時間ではありません,まだ寝る時間ではありません,…」と親の指示と反対のフレーズで逆襲してくることがあります。この場合は,きっぱりと警告(第8回参照)をするか,このテクニックを中止してください。

3)ロールプレイ
　このCCQ,ブロークンレコード・テクニックはぜひともロールプレイで練習してみてください。

実 例

(1)場面設定
　AD/HDのある小学3年生のひろき(仮名),勉強の時間になっても漫画を読んだまま,宿題にとりかかろうしない。
(2)目　的
　漫画を読んでいるひろきに宿題をさせる。
(3)ありがちな例(スタッフが実演)
　母1:ひろき,8時だよ,宿題しようか。

ひろき：……（無視して漫画を読んでいる）
母1：ひろき！　さっさと勉強しなさい。
ひろき：今な，ええところなんだよ。ほら，ドラえもんが…。
母1：ドラえもんは明日にしなさい。毎日，宿題ちゃんとするって約束でしょ！
ひろき：うーん，もうちょっとしたらするから。
母1：ほら，○○くんももう宿題やっているよ。
ひろき：ふーん，そうとも限らないよ。
母1：もう！　いつまで待たせるの！　早くしなさい！

（4）モデリング（スタッフが再演）
母2：（ひろきの横に行って，顔をのぞきこみながら）ひろき，8時だよ。約束の時間だから宿題しなさい。
ひろき：えー，もうちょっと。
母2：8時から宿題する約束でしょ。ほら，時計を見てごらん，今何時？（時計を見るまで続ける）
ひろき：ん，8時。
母2：じゃあ，あと5分だけ待ってあげるから。8時5分になったら宿題ですよ。いい，約束だよ（うなずくまでじっと目を見つめる）（5分経過）
母2：ひろき，今何時かな？（軽く肩をたたいたりして注意をひく）

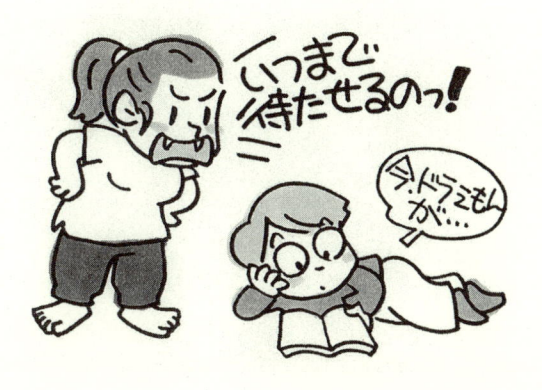

第3章　ならAD/HD家族教室の実際

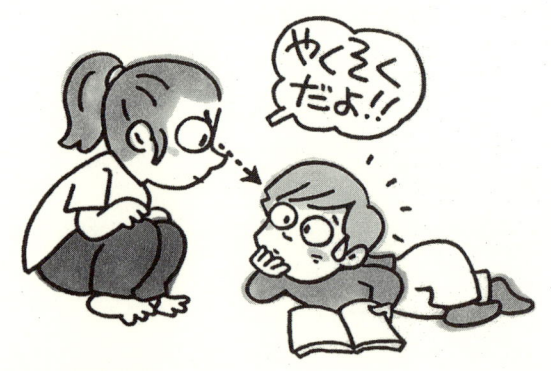

ひろき：ん，8時5分。
母2：約束の時間だから宿題しなさい。はい，漫画を閉じて。
ひろき：もうあと5分。
母2：漫画を閉じて，宿題しなさい。
ひろき：でもな，ほらお母さん，ドラえもんがポケットから何か出すで。
母2：漫画を閉じて，宿題しなさい。
ひろき：わかったよ，宿題すればいいんだろ！（漫画を閉じる）
母2：はい，漫画，閉じたね，さあノート開いて，そう，えらいね。

(5) モデリングのポイント

「予告」「CCQ」「ブロークンレコード・テクニック」「最後にほめる」の4つがこのロールプレイのポイントです。そこを押さえて，今度はメンバー同士でロールプレイにチャレンジします。

(6) メンバーによるロールプレイ実演

(7) フィードバック

特に母親役で良かったところを指摘して賞賛します。他のメンバーから意見をでるのを待って，でなければスタッフから4つのポイント以外にも，「視線が合っていた」「やさしく肩に手をあてていた」などと気づいた上手なところをほめます。子役の感想（子どもの気持ちになって，どう感じたか），母親役の感想（難しかったところ，うまくいったところ）も聞いてみるようにします。

H.W.6 ● 指示―子どもの反応―次にあなたはどうしたか

■Cさん

日　付	指示の内容	子どもの反応	それでどうしたか
10月10日	①野球の練習に行く前に宿題をすませてね	後でいいよ	10分待った→②へ
	②（10分後）あと30分しか時間ないよ	できるところまで，とやりだした	宿題とりかかってすごい！　やる気出しているね，字もきれい

■Dさん

日　付	指示の内容	子どもの反応	それでどうしたか
10月12日	①子どもを玄関に呼んで「かばんを片づけて」	2階に持っていって片づけた	すぐ片づけてえらいね，ありがとう→続けて②へ
	②「制服あちこち脱ぎっぱなしになっているよ」	制服を集めて，たたみはじめた	そうだね，たたんでかためておこうね，かしこいなー

■Eさん

日　付	指示の内容	子どもの反応	それでどうしたか
10月14日	10時だから寝なさい	1人で寝るのはいや	ブロークンレコードを行った
	10時だから寝なさい	1人で寝られない	
	10時だから寝なさい	すぐ来てね，と寝に行った	様子を見に行ったら寝かけていたので，先に寝ていてくれてありがとうと言った

4）ホームワーク

「子どもに出した指示―子どもの反応―それに対してどうしたか」（H.W.6）と親子タイムの継続です。指示はまず簡単なこと，達成できやすいことからなるべく始めるようにします。もちろん，子どもが指示に従ったら，必ずほめるようにします。

2 第7回:上手な無視の仕方(資料14)

1)ウオーミングアップ

　親子タイムの報告を兼ねて,子どもの良いところを報告してもらいます。

2)ホームワーク報告

　「CCQで指示が出せたか」「子どもに有効であったか」「子どもの指示に応じようとした行動に対してすぐほめたか」などを確認します。

　3人とも上手にCCQを用い,Eさんはブロークンレコード・テクニックも用いています。Cさん,Dさんとも子どもが指示に従いだしたらすぐに,具体的に,しかも感情を込めて上手にほめています。Eさんも,少し間があきましたが子どもに温かく声をかけています。さらに,Cさんは「10分前に声をかける」とゆとりをもたすことで,「予告→指示」の流れで指示が入りやすくなっていることがわかります。Dさんは一度に言うと指示が入りにくくなるわが子の特徴を頭に入れて,かばんと制服を片づけるということを2段がまえの指示でうまくやらせていることがわかります。3人とも見事にテクニックを駆使しています。

　この3人は,特別に対応が上手な方たちというわけではなく,訓練参加当初は子どもに指示が通らず,怒ってばかりで自己嫌悪に陥ったり,子どもにマイナス感情を持ってしまったりしていた,いわば平均的なお母さん方です。これらは,グループ全体で励ましあいながら,ステップバイステップで第6回まで積み上げてきた成果でしょう。すなわち,いきなり指示が通りやすくなるのではなく,子どもの行動を詳細に観察し,ほめる習慣をつけてきた前期の3カ月があるから,子どもと楽しく遊んだ親子タイムがあるから,指示が通りやすくなっているのです。

3)セッション内容

　子どもの行動の3つのタイプ分け,上手なほめ方の復習をさっとしたのち,「3.上手な無視の仕方」のテクニックを習得していきま

す。「無視」ということばは誤解を生みがちですが、「子どもの存在を無視、放っておく」のではなく、好ましくない行動がみられたら注目を外して少し離れたところで見守り、好ましい行動に向かいだしたら間髪いれずほめるという、いわば「ほめることを待つための無視」という一連のテクニックです。ですから、必ずほめることと併用するのがポイントです。

　たとえば、「行動リストでみる連続性」（資料15）でもわかるように、朝から「ジュースが欲しい」とぐずぐず訴えても、「朝は牛乳、ジュースはおやつという約束でしょ」とさらりと告げて、あとは無視しているうちに「牛乳を飲む」という行動に移れば、好ましい行動としてほめることになります。逆に「朝からジュースはダメ！」ときつい口調で言われたことに逆ギレして物を投げつけたりしたら、タイムアウトになってしまいます。

　「注目されたがり」のAD/HDをもつ子どもに無視は有効です。しかし、注意すべき点が2つあります。1つめは、無視しはじめには子どもの減らしたい行動が逆に増えてきてしまうことがよくあるということです。良くない行動をしたときに「あれ、何も反応がないな」と親の無反応に対して余計に気を引こうとして行動をエスカレートしがちです。ここはしっかり腰をすえて無視を続けてください。

　2つめは、減らしたい行動であっても、無視が有効なタイプの行動とそうでない行動があるということです。無視は子どもが要求、言いわけ、反抗するときなどのほうが使いやすいのです。たとえば、行動リスト（資料15）の「朝のしたくをなかなかしようとしない」に対して無視してみても、そのままごろごろしているだけです。このようなときは、一つひとつ指示して小さながんばりもほめる、ということを徹底しましょう。「TVゲームをやめようとしない」ときも、無視すれば余計にゲームは続いてしまうでしょう。この場合は、家庭内に「ゲームの時間は1日何分」というルールが必要ですし、そのルールを守れればほめられる、守れなければ警告の後、タイムアウトになってしまうという一貫性が大切です。このように、3つのタイプの行動

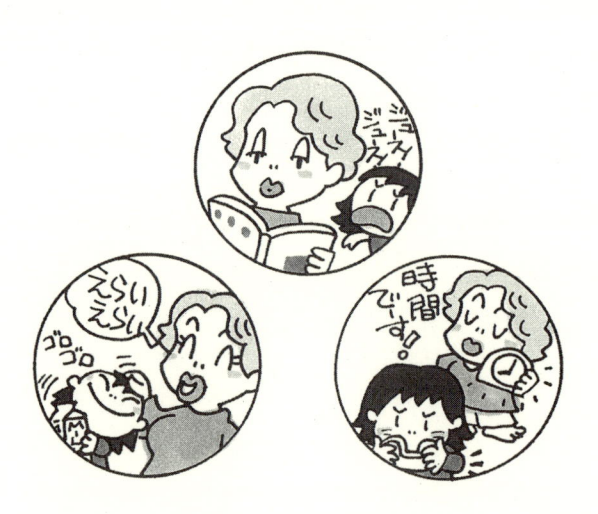

に対して，「ほめる」「無視する」「タイムアウトを徹底する」ことで，子どもに「望ましい行動」を気づく力をつけさせることが大切で，そのために無視は重要なテクニックです。

　また，無視をするときには，「あなたのその行動を私は好ましく思っていない」ということを非言語的に伝えるために，目をそらしたり，なにか別なこと（家事や雑誌読みなど）を続けたりしてみましょう。無視が苦手で，ついため息ついたり，困った顔をしたり，怒ったりしてしまう人は，「さあ，今日は何を作ろうかな」などと声を出しながら家事に専念するとやりやすいようです。ただし，もし子どもの行動が好ましい行動に移ったら，家事の手をいったん止めて，ほめてあげてください。

　「4．子どもにじゃまされずにあなたの用事をするには（資料16）」はUCLAのマニュアルの和訳です。子どもが構ってもらいたがって用事ができないときに，どうするのが望ましい行動なのかきっぱり伝え，まとわりつきには無視し，ちゃんと指示どおりできていることは何度もほめます。無視とほめるタイミングの参考になる資料です。

4）ロールプレイ

　自分の家庭でありがちな「無視」すべき場面を一つ設定し，無視のテクニックを練習します。

> **実 例**

(1) 場面設定

　母親がPTAの仕事の電話中,AD/HDをもつたかこ(仮名)が一緒に遊ぼうとまとわりつく。

(2) 目　的

　子どもにじゃまされずに電話の用事をすませる。

(3) ポイント確認

　「①無視すべき行動が始まったらすぐ,どうすべきか指示をだしてから無視のスタート」「②子どもの挑発にのらず,身体の向きを変えたりして視線をはずし,無視を徹底して電話を続ける。叱ったり,ため息ついたりもしない」「③子どもの行動が望ましいほうに変わったら,すぐほめる」

　以上,①〜③のポイントを押さえて,場面,セリフを決めて(ホワイトボードに書いておく)ロールプレイスタート。

(4) メンバー(母役,子役とも)による実演

　母：(電話中)

　たかこ：お母さん,また電話—?もう,電話ばっかり。

　母：(受話器を押さえて)お母さん今大事な電話中だから,向こう言ってちーちゃん(妹,仮名)と遊んでいて。

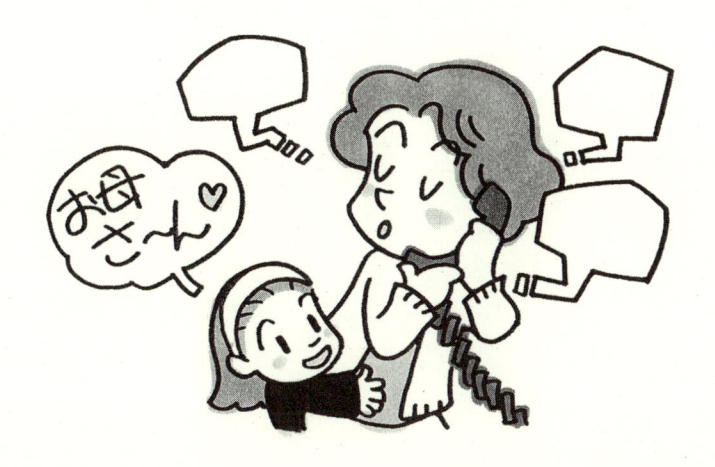

たかこ：誰と喋っているの？　なんでそんなに電話好きなの？
　　　　　　　（まとわりつく）
　　　母：（身体の向きを変え，電話し続ける）
　　　たかこ：おなかすいた，ねー，何か食べたーい。
　　　母：（視線を合わせず淡々と電話し続ける）
　　　たかこ：もういいよ，お母さんのけち。（妹のところに行き）
　　　　　　　ちーちゃん遊ぼう。
　　　母：ちょっとお待ちください。（と電話をいったん置いてたか
　　　　　この側に）たかこちゃん，待ってくれてえらいね，ちー
　　　　　ちゃんと仲良く遊んでね。
（5）フィードバック
■他メンバーより：「言い方がきつくなくてよかったし，身体の向きの変え方も上手だった」「わが家でもときどきあるが，『しーっ』と電話しながら困った顔で伝えると，おもしろがって余計にまとわりついて結局電話に集中できなくなる。いったん電話を止めて指示することが大切とわかった」
■スタッフから：「まとわりつかれて気になっても，冷静に無視して電話を続けられた。妹のところに行ったときに，すぐほめたのもよかった」
■母役メンバーの感想：「一度，じっと目を見てからわざと大きく視線をそらして，無視を強調してみた」
■子役メンバーの感想：「あれだけ無視されたら，あきらめないと仕方ないと感じた」

5）ホームワーク
　「無視した行動―どう無視したか―そのあとどうなったか」（H.W.7）です。無視とほめることの併用を忘れないようにします。無視がうまくいかなかった場合も記録しておきます。

H.W.7 ●無視行動シート

■Fさん

日 付	無視した子どもの行動	どう無視したか	(無視の後)ほめた子どもの行動
1月20日	お風呂上がり,裸のままでしゃべりかけてくる	「早く着替えなさい」と言って,新聞を読み出した	しばらくしてからしゃべるのをやめて,服を着た
1月24日	雑に書いた字を直すように言われて,へりくつを言い出した	本を読み始めた	ていねいに書き直した

■Gさん

日 付	無視した子どもの行動	どう無視したか	(無視の後)ほめた子どもの行動
11月3日	ゲームソフトをなくし,泣き叫びながらおもちゃ箱をひっくり返して探していた	「探したら,あとで片づけなさい」と言って,隣の部屋に行った	10分後,探すのをあきらめ,泣きやんで片づけだした

＊無視は必ずほめることと併用しましょう!

3 **第8回:リミットセッティング(限界設定)とトークンシステム(資料17,18)**

1)ウオーミングアップ

　良いところ探しの継続。このころになると,メンバーの多くが上手に良いところに注目して報告できるようになっています。たとえば,「自分でくつひもを結べるまでがんばった」など,小さくても大切な成長に気づき,それを喜ぶ報告などがみられたりします。

2)ホームワーク報告

　無視した行動はなにか,どのようにして無視したか,効果はどうだったか,ほめることを併用できたかなどを確認してフィードバックします。

　無視する前に,「今どのような行動をするべきか」とヒントを告げてから無視をスタートしても,何も言わずに無視をスタートしても構いませんが,「好ましくない行動」が始まったらすぐに無視をスター

トすることが大切です。Gさんは，隣の部屋のドアのうしろで，子どもが落ち着くのをじっと聞き耳をたてて待っていて，泣きやんで片づけだしたタイミングを逃さず，子どもの部屋に戻って，片づけていることをほめて，一緒に片づけたそうです。「子どもの存在」を無視しているのではなく，子どもを信頼し，子どもの好ましくない行動のみを無視していることがよくわかりますし，子どもにとっても「良くない行動をしていたな」と気づかせることができたことでしょう。

3）セッション内容

第8回前半は，「リミットセッティング（限界設定）」です（資料17）。許しがたい行動に対して，きっぱりと限界設定してコントロールしていく最も難しいテクニックです。ここまでにほめる習慣づけと無視のテクニックを習得し，親子の信頼関係を再構築するとともに，好ましくない行動を十分に減らしておく必要があります。本人の行動を制限するわけですから，子どもの立場からすると「信頼する人」「自分に愛情を持ってくれている人」でないと従う気がしないのは当然です。さらに3つの行動分け（「好ましい行動」「好ましくない行動」「許しがたい行動」）によるそれぞれへの対応について，一貫性を持って続けることにより，子ども自身がある程度，自分の行動を気づき，修正できるようになっていることが必要です。

さて上記の限界設定の準備状態が整ったら，いよいよタイムアウトを前提にした警告の出し方（リミットセッティング）の練習を行います。最初のポイントは，まず一つの問題行動にねらいを定めることです。そして，その行動をコントロールできてから次の問題行動に移っていきます。

「警告」とは，サッカーでいえばイエローカード，「今度したらレッドカードだよ」という最後通告です。「タイムアウト」とは，レッドカード，すなわち警告に従わなかったという結果（本人の責任）としてのペナルティ（罰）です。当然一貫したルールのもとで，子どもが納得できる形で行うことが必要です。「かわいそうだから」とか「今回だけ大目にみて」では，子どもにすぐ見抜かれてしまいま

すので，判定はけっして覆さないことが鉄則です。
　ですから，一度警告を出したら，「もう1回だけ警告するけど—」などと引き伸ばさず，きっぱりタイムアウトを行うべきです。そうすることで「お母さんは本気だよ。やると言ったことは本当にやるよ」ということを本人に知らせることができるのです。

> **例**
>
> 　Hくんのお母さんは，ミニカー好きのHくんが買い物に行くたびにミニカーをせがみ，思い通りにならないとぐずったり，かんしゃくを起こしたりするので困っていました。
> 　そこで，ある日買い物に行く前に「今日は絶対おもちゃを買わない。ぐずった時点ですぐ帰るよ」と本人と約束しました。買い物に行くと，本人は欲しいミニカーがあったので買ってもらいたそうな顔をしていましたが，「今日は買わない約束だね」ときっぱり告げました。そのときは納得したのですが，買い物の間中，ぐずぐず言い始めました。そこで，「今度，ぐずったら帰るからね」と警告しましたが，またぐずったので，買い物途中でしたが，荷物でいっぱいのショッピングカートを置いて「帰るよ」とだけ告げ，車に2人で乗りこみました。
> 　本人はパニックになりましたが，無視してだまって運転を続け，家に帰りました。家に帰ってしばらくしてから，本人は約束を守れなかったことを自分から謝ってきました。

　このようにして，子どもの「なくしたい行動」を予測して，きっぱりとタイムアウトを行うことは，親の権威を保ち，子どもに「やめなければいけない行動」があることを気づかせるためにも大切です。これ以降，Hくんに「警告」が効きだしたのは言うまでもありません。
　また，AD/HDのある子どもは否定の言葉をいやがります。「早く宿題しないと，今日もテレビゲームできないよ！」と怒るより，警告

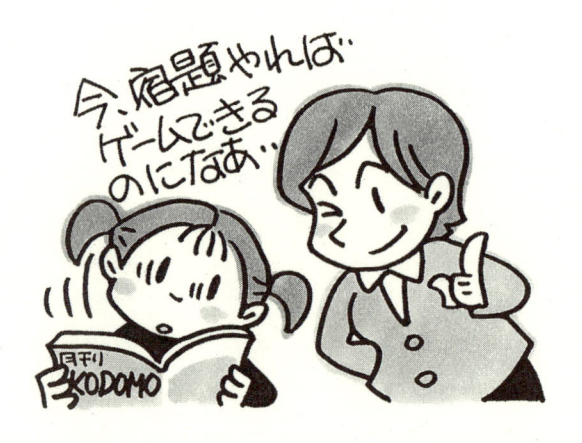

の前に「今，宿題をしたら，夜にはテレビゲームができるのになー」というふうに，「○○したら，△△できる」と肯定の言葉で誘うほうが効果的でしょう。警告のあとに指示に従ったら，もちろんほめておくことを忘れないようにしてください。

　子どもが，なかなかタイムアウトに従わないとき，たとえば，いろいろと屁理屈を並び立てるときには「無視」，すなわち耳を貸さずに「約束を破ったからタイムアウトだよ」とのみ繰り返して（ブロークンレコード・テクニックのように）実行します。それでもタイムアウトに従わないのなら，「トークン表の減点を2倍にする」とか，「父親が帰ってきたら2倍の時間，タイムアウトになる」と伝えましょう。ただし，「食事抜き」のように身体的虐待に通じるものや，「1週間ゲームなし」のように長期にわたるもの（子どもはタイムアウトの理由を忘れ，怒りのみが残ってしまいます）は，タイムアウトの内容としてふさわしくありません。本人の取られたくないものを取り去るわけですから，1日ゲーム禁止，トークン表のポイント減点などが効果的なようです。米国のように，「ある場所で5～10分間，じっとして反省するという教科書的なタイムアウトを実際に行うのは難しい」という意見が多くのメンバーからみられました。

　なお，タイムアウトが終わったら「かわいそうに」などと抱きしめ

表5 ● トークンポイント表

がんばれポイントゲッター
◆♠がんばってポイントをためよう♣♥

グリーンカード ＋１Ｐ	イエローカード －１Ｐ	レッドカード －３Ｐ
・ひとりで体（背中以外）と頭が洗えた ・英語教室でうろうろせずに勉強できた ・ゲームをやめる時間を守れた ・その他お母さんがえらいと思ったとき	・ゲーム，パソコン，本を横取りしようとした ・ゲームでエキサイトして走ったり，騒いだりて，注意されてもやめなかった ・食事中注意されても行儀よく食べられなかった	・たたいたりけったり押したりした ・うそをついたり人のせいにしたりした

☞ 毎日チェックすること　　　　　　　　　　　　　（チェック８個で１ポイント！）

チェック項目										
１．前の日の夜９：45までに寝た										
２．朝６：45までに起きた										
３．朝脱いだパジャマをかたづけた										
４．朝はみがき顔洗いができた										
５．学校から帰ってすぐ着替えとかたづけができた										
６．夕方５時までに宿題ができた										
７．前の日に時間割りができた										
８．晩御飯を残さず食べた										
９．食べた後かたづけができた										
10．夜はみがきができた										
グリーンカード										
イエローカード										
レッドカード										
１日の合計ポイント										

Now, You've Got it！
　10ポイント……マクドナルドのポテト
　30ポイント……好きな本
　50ポイント……マクドナルドのバリューセット
100ポイント……好きなおもちゃ
300ポイント……好きなゲームソフト
500ポイント……旅行（お金があれば）

たり，なぐさめたりしてはいけません。さらに責めてもいけません。タイムアウトが終わったら「悪い行動」に関しては水に流し，別の望ましい行動をさらりと指示したりして，尾をひかないようにしてください。これらのタイムアウトが「自分が悪い子だから罰された」と子どもが思わないように，次に学習するトークン表（表5）にて「好ましい行動」と「悪い行動（許しがたい行動；レッドカード）」を明示しておくことが大切です。家庭内に守るべきルールが構造化されていると，子どもはタイムアウトされても，「悪い行動」について当然受けるべき罰であることが理解できますし，どのような行動をとるべきであったかもわかるようになっていきます。

　なお，繰り返しになりますが，タイムアウトの対象となる行動は，他人（兄弟を含む）を傷つけたり，物を壊したり，周囲に大きな迷惑をかけたりするような「許しがたい行動」に限定し，何度も使うことのないようにしなければいけません。警告にて，今，どうしないとタイムアウトになるのか，タイムアウトの内容は何かについて，きっぱりと伝えておくことも大切です。

　後半は，トークンポイント表作りのポイントを学習します（資料18）。「1．試験的な記録表」を作成してみます。まず母親が子どもにもっと増やしてもらいたいと思っている行動を具体的に5〜10個，ピックアップします。行動の決め方のポイントは2つあります。1つは判定に迷わないようなわかりやすい項目にすることです。たとえば，「朝早く起きる」でなく，「朝7時までに起きる」というように時間を明示します。学校での出来事など本人の申告のみで判定しなければならないものも避けます。2つめは，時間的にも内容的にも難しくしすぎないことです。「できた」「達成できた」という体験がつめず，減点ポイントばかりになると本人が意欲を欠いてしまうからです。ですから，まったくできない課題でなく，もう少しでできそうなものや望ましい行動でおおむねできているものを選んでいくようにします。ここまでの作業は子どもに見せずに行うようにします。

　この記録表を試しに1週間ほど記録してみて，どの程度達成できる

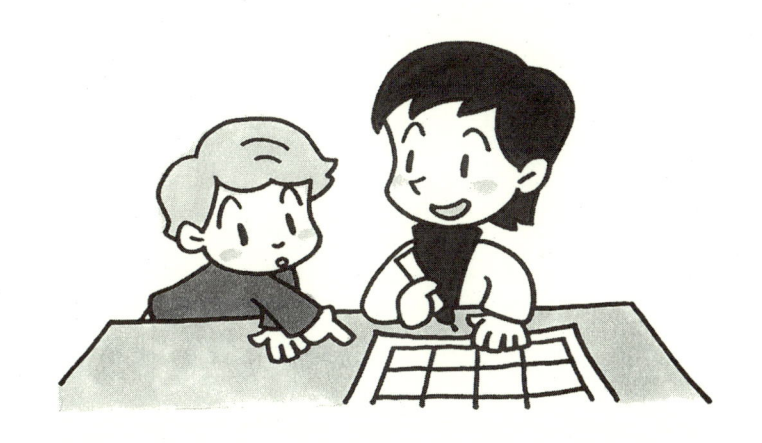

かを確認した後,「2.正式なトークンポイント表（表5）を子ども と一緒に作成」します。項目は自分で決めて,自分で責任をもって実 行し,その結果としてトークン（ごほうび）がもらえることを説明 し,子どもと一緒に選んで決めていきます。この際,試験的記録表の 結果を思い出し,「ポイントがたまりやすいように」無理のないよう に必要な項目を選んでいきます。同時に,表5のように「好ましい行 動―グリーンカードまたはボーナスポイント」や「やめるべき行動― レッドカードまたは減点ポイント」を明示したりします。このように することにより家庭内でのルールを明確にし,次の限界設定やタイム アウトを実施しやすくする効果も期待できます。トークン表を冷蔵庫 など家の目立つところなどに貼って,シール,スタンプや花マルなど で達成感を持たせるようにします。また,子どもによっては×をつけ られることを極端にいやがるので,できた項目だけチェックしていく のもよいようです。

　トークンの内容については,お金を欲しがることも多いのですが, あまり高額でないほうがよいでしょう。イメージがわきやすいよう に,ハンバーガー屋とか駄菓子やで何かを買うなど決めておくのもよ いでしょう。パソコンできれいなトークン進呈カードを一緒に渡し て,達成感を持たせたお母さんもいました。ともかく,達成できたこ

H.W.8 ●限界設定（リミットセッティング）

日　付	警告の内容	子どもの反応	次にあなたはどうしたか
2月11日	（おもちゃ屋で）おじさん（店長）の言うことをよく聞くこと，でないと途中で帰るよ	ちゃんとできた	えらかったね，言うこと聞けて，またつれてきてあげるね

とを一緒に楽しみ，その積み重ねがトークンにつながるという親子間でのプラスのやりとりを重視するようにしていきます。

4）ホームワーク

　トークン表づくりをスタートします。「警告―子どもの行動―次にどうしたか」（H.W.8）も記録してきてもらいます。実際のタイムアウトの練習は，次回第9回に行いますので，今回はいかに有効にリミットセッティングを行えるかに重点をおきます。

4 第9回：ほめ方，無視の仕方とタイムアウトのまとめ（資料19）

1）ウオーミングアップ

　トークン表の途中経過です。メンバー全員の案を紹介しあって，ポイントのたまりやすいようにチェック項目を整理したり，トークンの内容を確認したりします。集団で同時進行しているので，シールやカラーでの工夫をお互いに参考にしあうことができます。

2）ホームワーク報告

　警告はわかりやすく出せているか，警告の後に指示に従ったらほめているか，もしタイムアウトを要したならば，タイムアウトはきっぱりと実行できたかなどをチェックします（H.W.8）。

　表には出てきませんが，警告を有効にきかせるため，お店でちゃんとできているときに，何度か「おじさんの言うこと聞けてえらいね」とほめることも，このお母さんは忘れずに行っていました。特に公共の場でのリミットセッティングでは，途中で約束どおりできていることを何度もほめて，好ましい行動を持続させることも重要です。

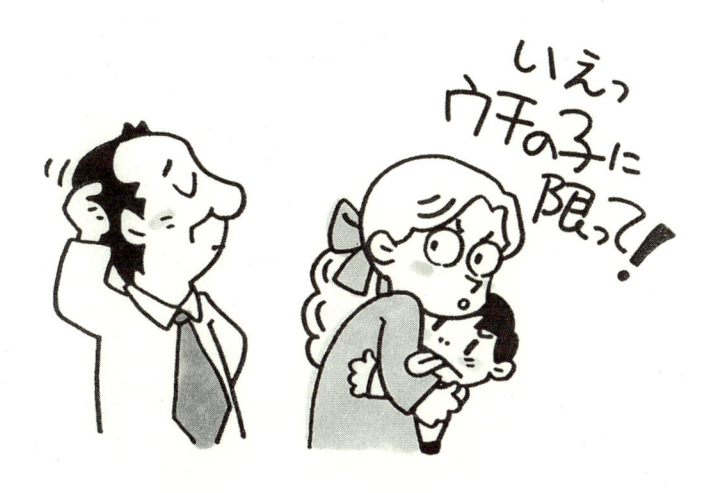

3）セッション内容

　後半テクニック編のまとめです。まず「1．ほめ方のポイント」「2．無視のしかたのポイント」を復習します。次に「3．タイムアウトの行い方」を再度学習した後，練習として「ロールプレイ」にチャレンジします。親役は「タイムアウトをしていてかわいそうに感じた」と感想を言う場合もあるのですが，子役からは「警告がわかりやすかったので，自分が悪いから仕方ないなと思えた」との意見が多くみられます。子どもを責めているわけではないので，罪悪感をもたないようにしなければなりません。

　子どもにとってわかりやすい警告を出すには，本人の注意を引いて，きっぱりと具体的に警告内容を告げることです。そうでないと，あとで「そんなこと聞いていない」と反論されたりしてしまいます。警告の回数を減らせるよう，上手にほめたり，無視したり，「○○したら，△△できるよ」と誘ったりして，許しがたい行動を十分に減らしておくことも大切ですが，警告を発するときには「けっして譲らないよ」という勢いできっぱりと告げることが，タイムアウトを成功させる鍵です。

　余談になりますが，「うちの子に限って…」とか「この子はそんな

こと（問題行動）しません」という母親を時々みかけます。AD/HDタイプの子どもというより，「優等生タイプの子ども」の親子によくみられる決まり文句ですが，果たして「許しがたい行動」をしない子どもが存在するのでしょうか。子どもの行動を3つのタイプに分けてそれに応じて対応すること，許しがたい行動がみられれば，きっぱりと修正していくことはすべての子どもに必要なことです。子どもを心から信じているのであれば，わが子が誤った行動をしたら，親子ともそれを認め，ときにはタイムアウトも行うことで行動を修正していくことは，その子の心と社会性の成長のためには大切なことなのです。

(4) ホームワーク

　トークンポイント表を続けることです。それと，タイムアウトを行うタイミングを意識的に探し，実行できたら「タイムアウトシート（H.W.9）」に記録します。また第2回と同じ「ほめた行動―どうほめたか（H.W.2）」についても記録してきてもらうようにします。

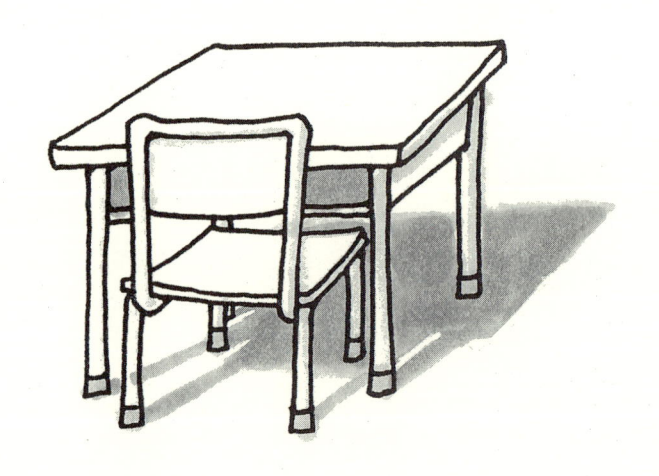

5 まとめ（第10回，終了後）

■終了前のポイント
①本当にテクニックが上達したのでしょうか？
　よりたくさんの良い行動に目を向けて，上手にほめられるようになっています。
②テクニック以外に自分に身についたものってあるのでしょうか？
　子どもをかわいいと思う気持ちの再確認，この子にとって自分がいちばんの治療者かつ養育者であるという自信，自分自身の不安・いらいらの軽快などみられていませんか。
③子どもはどこが変わったのでしょうか？
　「好ましい行動」が増えて，「好ましくない行動」に気づくようになっているはずです。たくさんほめられた，最後までできた！と自信もついてきていることでしょう。
④終了時にやるべきことは？
　半年間，がんばった自分をいちばんほめて，グループの仲間同士で「卒業」を祝い合うことです。もちろん，がんばって成長してきた子どもも思いっきりほめてください。
⑤終了後にやるべきことは？
　これから思春期を迎えて，大波・小波がくるかもしれませんが，「親子の信頼関係とペアレント・トレーニングをやり通した自信があるから，何とかなる」という自信を持ち続けることです

1　第10回：全体のふりかえりと学校との連携（資料20）

ウオーミングアップは行いません。

1) ホームワーク報告

　タイムアウトのあった人もなかった人も，宿題取り組みへの努力を賞賛します（H.W.9）。「ほめた行動―どうほめたか」については第2回の自分の記録例と比べて，子どもの良い行動に注目し，上手にほめることができるようになっていることを確認します（H.W.10）

タイムアウトの内容には本当に悩みます。このホームワークのケースも，ポイント減点によって余計に興奮したそうです。そこで状況をよく聞いてみると，眠くて日記に取り組む前からいらいらしていたそうです。もともと眠かったり，疲れていたりすると指示が通りにくくなるようなので，疲れているときには，そのまま寝て，翌朝に日記を書かせられないか，あるいは日記が苦手ならば疲れる前，ゲームやテレビの前にやらせることはできないかなどと話し合いました。また，もしトークン表の減点にても，その許しがたい行動（この場合，妹への暴力）がおさまらなければ，次は2倍減点するという警告を出し，守れなければ2倍減点します。（これ以上，4倍とかしだすとエンドレスになるので，原則的には2倍までで，ペナルティは終了したほうがよいでしょう）。ただし，泣いたり興奮したりしても，暴力を我慢できれば，無視しておいて，落ち着いたら，その立ち直りをほめるようにします。

第2回と今回を比較すると，ホームワーク期間の2週間で注目した良い行動の数も多くなっていますし，ともすれば日常生活の当たり前の行動として見過ごされそうなところまで注目して，具体的にほめていることがわかります。ペアレント・トレーニングによるこのような「注目する，ほめるスキルの上達」に注目し，個々のメンバーにフィードバックします。

2）セッション内容

まず，「学校との連携」について資料21「学校連絡表」の使用法の説明をします。長期目標（1学年や1学期など）と短期目標（1～2週間）を意識しながら，2～3点のチェックポイントについて，それぞれ午前，昼休みと午後の様子を先生に確認してもらいます。そうして得られた学校連絡表を用いて主治医と相談していくことによって，日内変動から薬物の効果判定にも役立てることができますし，学校での様子がわかりやすくなります。また，学校の先生にとっても子どもを見るポイントがつかみやすくなります。学校との連携の詳しいことは「第4章」を参照ください。

H.W.9 ●タイムアウト

日　付	子どものなくしたい，許しがたい行動
2月3日	日記の宿題が書けず，いらいらして，ささいなことで妹をたたいたりけったりした。 →トークン表の減点をした

H.W.10 ●子どもの行動—どうほめたか

■ Ｉさん（第2回時）

日　付	ほめた行動	どうほめたか
3月16日	兄の出したドライバーを直すように頼んだら，すぐに直した	Ｉちゃんありがと
3月24日	「背中をかいて」と言ったら，素直にかいてくれた	ありがとう，すごく気持ちがいいよ

■ Ｉさん（今回）

日　付	ほめた行動	どうほめたか
6月26日	すぐに歯磨きした	早く歯磨きしてえらかったね，すごいね
6月27日	買い物袋を持ってくれた	持ってくれてありがとう
6月29日	宿題をひとりで終わらせた	自分一人でできてえらいね
7月1日	ホワイトボードの油性マジックをきれいに消してくれた	Ｉちゃんすごいね，おかげできれいになったわ，またホワイトボード使えるね
7月6日	たくさん残っていた宿題を全部しあげた	いっぱいできたね，えらかったね

　資料20のレジュメのとおりに，全10回セッションの流れを親訓練プログラムの考えから概括し，AD/HDの特徴を加味してのポイント（資料20の＊1～10）についても再度説明します。自分の子どもの特徴を思い出し，習得したテクニックでのやりとりについてイメージしながらまとめていきます。

　この最終セッションにて，大切なのは単に半年間学習したことを復習するだけではなく，学習したことが身についている，今や自分は自信とテクニックをもった母親であり，子どもにとっていちばんの治療

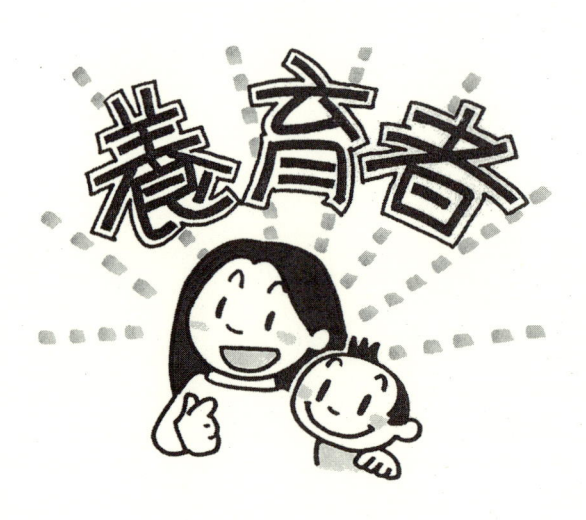

者かつ養育者であるということを自覚してもらうことです。そのために，訓練前に記入してもらった養育の自信やAD/HDの受容や子どもの行動の理解などについて評価する「家族の自信度アンケート」（資料22）についてこのセッション中に再度記入してもらいます。訓練効果判定のための評価尺度は他にもある（資料23）のですが，最終セッションでのフィードバックに用いるには，この尺度が最も適しているようです。記入してもらった分を訓練前の自分の書いた分とその場で比較してもらいます。

　結果を比較するとき，メンバーから「どきどきする」という声が聞かれますが，実は私をはじめスタッフのほうが最も緊張する瞬間です。この尺度がよくなっていないとしたら，それは半年間がんばったメンバー個人ではなく，スタッフ側のプログラムの進め方に問題があったということになるからです。幸いこれまでの参加メンバーの方は，みなさんこの自信度がよくなっていました。その自信度の伸びをグループの中で確認，フィードバックして，この長い半年間のプログラムを終了します。

2　第11回：修了式

　修了式は，参加した親だけでなく，子どもにも参加してもらって行います。

　第1部は親子別室で，子どもは自由遊び（だいたい別室にてビデオ鑑賞です），親はロールプレイのビデオをみることで，この半年間を思い出します。ロールプレイは，第2回（前半）と第6，7，9回（後半）に行っていますので，前半と後半のやりとりを比較することで，このビデオ鑑賞も大切なスキル獲得の確認のためのフィードバックとなります。また，ふだんから和やかな話しやすい雰囲気を心がけているのですが，さらにリラックスしてプログラム参加の感想をざっくばらんに話してもらいます。また，ブースターセッションの日時を各自予約してもらいます。

　第2部は親子同室で終了パーティ，UCLAに習って，ジャンクフードを飲み食いしながら，ビンゴ大会（プレゼント交換）などで楽しい時間を過します。今後もフォロー会などで親同士は顔を合わすことができるのですが，お互いの子どもに一度会ったことがあるのとないのとでは，話しやすさが全然違ってくるようです。

　第3部は修了式です。修了証書をスタッフから親子に贈呈します。一つの区切りであり，新たなスタートでもある瞬間です。

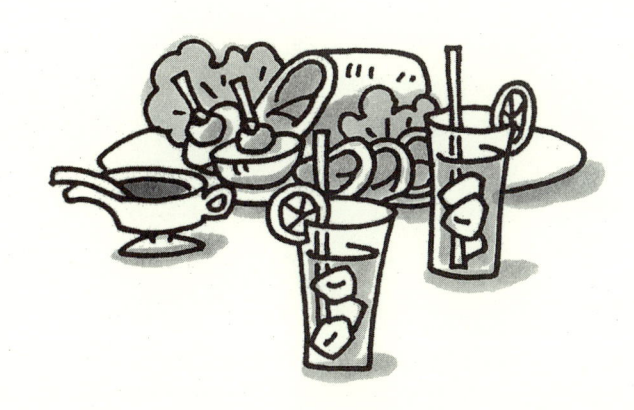

6 ブースターセッションとフォロー会

1 ブースターセッション

　修了式から約1カ月後に個別で総まとめの時間（ブースターセッション★）をもちます。訓練終了後1カ月たってどうしているかを確認したのち，訓練前後の評価尺度の違いを示しながら，どこがどう変わったか，そしてこれからどのような点に焦点を当てて，ペアレント・トレーニングで習ったことを活用していくかについて話し合います。たとえば「親子タイムは引き続きぜひ行いましょう」とか「トークン表はいったん終了しましょう。でも家庭でのルールはこのまま保っていって，子どもが行動の結果どうなるかが予測しやすいようにしておきましょう」など，その親子に合った対応法をアドバイスします。

2 フォロー会

　本プログラムの卒業生を対象に，任意で2〜3カ月に一度集まってもらい，その後どうしているかを気楽に話し合う場をもっています。この会に司会進行として，筆者も参加していますが，ペアレント・トレーニングに直接かかわることや医学的なこと以外は，なるべく口を挟まず，家族同士で自由に話してもらっています。兄弟との関係，学校との連携にかかわる話がもっともよく出てきます。

　第1〜5期までででは，訓練終了時期も2年以上違いますし，現在の学年差も5年以上あったりします。みんながわが子の1年後，5年後はどうなっているか予想がつきにくいのが本音ですので，中学に入っ

用語解説

★：ブースターセッション
　もともと「あと押し，援助」という意味で，全10回のセッションの効果を促進・定着するために行います。

てこんなことをがんばっている，あるいは新たな思春期の悩みが出てきたなどの先輩からの話は，新しい卒業生からすれば非常に役立つようです。

　また，ペアレント・トレーニングの効果の持続性を検討するため，訓練修了1年後調査なども行っていますが，母親の養育の自信，不安，いらいらの軽減やAD/HDの受容は保たれやすいようです。なにか問題が起こっても「ペアレント・トレーニングで習ったテクニックがあるからなんとかなる」という気持ちで動揺せずにすむ，と話してくれたお母さんもいました。テクニックでは子どもがいくつになっても，良い行動に注目してほめる，というスキルが最も役立つようです。子どもを信じることができる，子どもがかわいいと心から思える，という親子関係の安定化ももちろん重要であり，保たれているようです。

　これらの結果からも，本プログラムは，子どもの行動変容のみを目指すのではなく，
　①子どものほめられる体験，できたという達成感を十分にもたせることで心の面での成長を促すこと
　②親子関係の安定化を図ること
　③母親の養育の自信をもたせ，子どもの行動・考えが理解しやすいようにAD/HDの受容を促すこと
　④サポートグループとして，グループ全体で話し合う時間を十分にもち，自分一人で抱え込まないでよいということを実感させること
　以上のことを今後も留意しながら，改良をさらに進めていく必要があると思われます。教育との連携，家族会での本プログラムの実施などの最も重要な課題については，第2部後半と第3部にてくわしく説明します。

　なお，効果判定については，資料24のような効果判定がありますので，参照してください。

第2部 病院，専門機関でのペアレント・トレーニング

第4章 教育センターでのペアレント・トレーニング

1 はじめに

　ペアレント・トレーニングは「第2章ペアレントトレーニングとは」にあるように，AD/HDの心理社会的治療法の一つとして，その有効性が認められています。行動変容理論に基づくもので，主に米国で開発されたものです。私は国立精神・神経センター精神保健研究所で日本の実情にあったペアレント・トレーニングのプログラムの開発に携わってきました。2001年にUCLAに研修に行く機会を得て，プログラムの進め方を実際のグループに参加しながら学ぶことができました。初めのころは，子どもの行動に混乱し，疲れ果てていた親たちが，次第に子どもの行動を理解し，具体的な対応がうまくとれるようになる姿を目の当たりにして，あらためてこのプログラムの有効性を実感しました。また，米国ではこのプログラムは特別なものではなく，公的機関のあちこちで行われていました。

　そのような体験を経て，研究所という特別な機関だけではなく，公的サービス機関として地方自治体にあるような身近な相談機関で実施できないものかと考えるようになりました。そして，帰国後，当時非常勤として勤めていた市川市教育センター（現在は，ペアレント・トレーニングは休止中です）の相談活動の一環としてペアレント・トレーニングを取り入れることを試みました（第1期平成13年7～11月，第2期平成14年4～7月）。本稿ではそのときの経過や体験を記します。また，そこから見えてきた課題や展開の可能性についてもふれようと思います。今後，地域のなかで取り組んでいこうという方々

への参考となれば幸いです。

2 教育相談の場でのAD/HD

　近年，AD/HDがテレビや新聞などマスコミで取り上げられるようになり，家庭や学校現場でも知られるようになってきました。そのころから，教育相談の相談内容も「落ち着きがない」「何度いっても言うことをきかない」「教室で授業に取り組めない」「友だちとケンカが多い」などを主訴とするものが増えてくるようになりました。また，主訴は不登校や対人関係の問題でありながら，その背景には発達の問題をかかえており，そのことが家庭や学校場面で問題をひき起こしている事例があります。そのなかには，AD/HDが疑われる事例もあります。

　教育相談の場では，AD/HDかどうか知りたいというよりもむしろ，どう対応したらいいかというニーズが高いように思われます。ペアレント・トレーニングのような具体的なプログラムは，教育相談の場で使いやすいものと感じます。

　また，市川市教育センターの相談室のような全国に市町村レベルで存在する公的な相談機関は，場として次のような特徴をもっていると思われます。

　①相談者が初期に訪れる窓口。たとえば「うちの子は落ち着きがなくて家でも困っているんだけど，障害なのだろうか？」「どう対応したらいいんだろう？」と思ったときに，最初に相談する場所になりやすいと思われます。AD/HDの場合，幼稚園や小学校で問題が起こり，先生からすすめられて教育相談に訪れることも多いようです。

　②身近な（よく知られている）相談機関。保健所や教育センターは県や市の広報などで相談事業について紹介されていますし，無料でサービスが利用できるという点で，生活に身近な相談機関であるといえます。

　③地域密着型のプログラムが展開できる。AD/HDは出現率として

は学齢児で3～7％といわれています。1クラス40人の学級ならクラスに1人か2人はいるという計算になります。問題化しているか否かを別として，AD/HDの基本症状を考えると「育てにくい子ども」といえ，子どももその家族もメンタルヘルスの面ではリスクを抱えている可能性が高くなります。ペアレント・トレーニングのようなプログラムを展開することで，早期介入が可能になり，地域内の他のリソースとの連携もスムーズになるなどの可能性が期待されます。

3 ペアレント・トレーニングの実施

子どもの問題行動にどう対応すればいいのか途方に暮れている保護者が増えてきたことから，ペアレント・トレーニングの導入を計画しました。以下に経過を簡単に記します。

1 導入段階

■企画書の作成：市川市では私も含めて教育相談員は非常勤です。新しい試みをスタートするにも，運営を行っていくにも，常勤職員の理解は不可欠です。そこで，最初にこのプログラムの目的や得られる効果について，企画書を作成し，所長および主幹の同意を得ました。また，グループをスタートしたあとも，どのようなことをやっているのか，どのような効果があったのか，参加者の声などを文書にまとめて報告するようにしました。職種を越えて理解してもらえるようあえて工夫していく試みが必要と感じました。

■相談員全体への通知：プログラムの主旨を説明した文書を配布し，協力を求めました。

■参加者の募集：各相談員から，該当すると思われる来談者にチラシ（図1）を渡してもらい，関心のある保護者から参加申し込みを受け取る形にしました（チラシの中で「AD/HD」という言葉を用いてないのは，診断を受けていない事例がほとんどであるためです）。

☆グループのお誘い☆

　じっとしているのが苦手，何度言っても同じことを繰り返す，よく考えずに行動してしまう，などの特徴をもった子どもたちがいます。通常のやり方ではうまくいかない子どもたちに対してはちょっとした工夫が必要です。どのような関わりをするのが効果的かを学ぶ小さなグループをはじめます。全10回のプログラムです。

　同じような悩みをもった親御さんたちと一緒に学んでいきませんか。

日時：4月9日（火），4月23日（火），5月8日（水），5月14日（火）
　　　5月21日（火），5月28日（火），6月4日（火），6月18日（火）
　　　7月2日（火），7月16日（火）の全10回です。
　　　　注：原則として火曜日ですが，5月8日のみ水曜日になっています。
　　　時間は午前10時30分〜11時45分です。
場所：教育センター

　スタッフは教育センターの相談員の井澗と石井の2人で担当します。

― ―

お子さんのお名前：_____　　学年_____

保護者のお名前　：_____

連絡先：
住所_____
電話番号_____

図1 ●参加者募集のチラシ

2 構成について

■スタッフの構成：臨床心理士2名（＋オブザーバーとして心理士1名）です。グループの実施は，コツがつかめてくると，1人でも可能ですが，オブザーバーとしてグループの流れをみるスタッフが1名以上いることには，次のような利点があります。

　①2人以上で行うことで，スタッフのほうに全体をみる余裕がうまれること
　②記録の役割をとるスタッフをもてること
　③オブザーバーは，親の生の声を聴き，インストラクターがどこにどのタイミングで焦点をあてるのかを実際に体験できること
　④セッション後の話し合いのときに，多様な意見が交わせること
などです。教育センターで継続してプログラムが実施されるためには，相談の一つの援助形態として根づくことが求められます。ペアレント・トレーニングに関心のある教育相談員をオブザーバーとして加えることでスタッフ養成につながると思われます。

■参加人数：4～5名。参加人数に決まりはないのですが，「宿題の報告を全員で共有できること」「ロールプレイをみんなが体験できること」「一つのテーブルで全員が向かい合って座れること」などを考慮して，教育センターでは5名程度としました。このプログラムは，個別相談でも用いることができますが，グループにすることのメリットは，宿題の報告などの体験が共有できる，お互いにサポートしあえるということがあげられます。大人数になると，1回のセッションで発言できない参加者も出てくるので，学習会や研修会のような講義形式になることが予想されます。人数については，第7章にもふれてありますので参照してください。

■使用した部屋の構造：楕円形のテーブルのある部屋を使用しました。学習のポイントの説明や，参加者の宿題の報告など必要に応じて板書するのにホワイトボードを活用しました。コピーできるホワイトボード（電子黒板）があれば，そのまま記録として残せるので便利です。

■セッションの時間および間隔：第3章に紹介されている「なら家族教室」は1時間半のセッションで行っています。精神保健研究所でも1時間半で行っています。ところが，教育センターでは通常の個別相談が1セッション1時間の枠で部屋を使っていたので，その枠にのって第1期は1セッション1時間，隔週のペースで全10回を行いました。実際に第1期を行ってみると，ロールプレイや宿題の報告に時間を十分とることができず，1時間のセッションが終わった後で，参加者から質問や意見が出てくることがたびたびありました。また，スタッフ間の振り返りの時間は昼休みになっていました。そこで第2期は2枠分（2時間分）を確保し，事前の打ち合わせ30分＋1時間15分のセッション＋15分の振り返りの時間をとりました。時間は，1時間プラスアルファがあるほうが，余裕をもって進められました。1時間のセッションでも実施可能ですが，その場合は，進み具合をみてセッションの回数をいくらか増やすという工夫が必要でしょう。

　セッションの間隔は第2期は毎週の形式で全10回を行いました。プログラムの前半部分は，毎週行うことで基本がおさえられやすいと感じましたが，後半になって毎回テーマが新しくなってきたときに「1週間では消化しきれない」という声もありました。

　時間やセッションの間隔は，実施する機関や対象者の人数などによって実情にあったものになると思いますが，どの場合もただプログラムをこなすのではなく，「ステップバイステップでスキルを身につけていく」というスタイルをとることが肝心です。そのためには参加者の理解や進み具合をみながら，必要に応じて繰り返す工夫が必要です。

3 プログラムの内容

　詳細は，第3章（☞p.17）を参照してください。
　教育センターの特徴としては，AD/HDについてのオリエンテーションがないこと，学校との連携に時間をとったことがあげられます。

表1 ●全体のスケジュール

第1回	オリエンテーション（自己紹介・グループの進め方），行動を3つに分ける
第2回	好ましい行動を増やす〜ほめ方のコツ〜，スペシャルタイム
第3回	好ましくない行動を減らす〜無視の仕方のコツ〜
第4回	無視する/ほめるの組み合わせ
第5回	子どもの協力を増やす方法〜効果的な指示の出し方①
第6回	子どもの協力を増やす方法〜効果的な指示の出し方②
第7回	よりよい行動チャート，スケジュール表
第8回	制限を加える
第9回	学校との連携
第10回	これまでのふりかえり，話し合い

　全体のスケジュールを表1に示しました。「行動観察と親子関係確立期」にあたる前半（第1〜4回）では，行動を3つのタイプに分けること，好ましい行動に肯定的な注目を与え，好ましくない行動からは注目を取り去ることを学びます。この前半はプログラムの基本ともいうべき内容です。ここでのポイントは「行動に注目をすること」，すなわち，自分が子どもの行動にどう反応し，それがどのように影響しているかをみる目を養うことです。これがある程度できるようになってから次の段階に進みます。基本を身につけるために，毎回セッションの始めに，宿題の報告の中で「どんな行動をどうほめたか」「どう無視して，待って，ほめたか」を取り上げます。ときにはロールプレイをいれて，セッションの場で体験し，参加者それぞれが家庭で実践できるようにします。
　「テクニック習得期」は第5〜8回です。ここでは日常生活をスムーズに送れるようにするための工夫を学びます。指示の出し方の工夫や，視覚的にわかりやすく明確な表を作ることなどです。これらは，子どもがみずから行動できるチャンス（親からするとほめるチャンスでもあります）を増やすことにつながります。これは「ほめる/無視する」が十分にできていて，より効果を発するものです。ここま

でくると，親のほうで「ほめる」ことが習慣化し，親子関係がよりスムーズになってきます。また親のスキルも上達し，上手に子どもの問題行動に対処できるようになってきます。第8回の「制限を加える」では，許しがたい行動を扱います。しかし，ここまでくると「制限を加える」必要のある行動はずいぶん減っている場合が多いのです。教育センターでは，たいてい残るのは兄弟ゲンカだったので，参加者に具体的に兄弟ゲンカの場面をあげてもらって，どう対応するかを取り上げました。

　第9回は「学校との連携」です。ここでは，学校の先生との連携のとり方の工夫，目標の決め方，決めた目標を共有するための工夫などを学びます（これについては次に詳述します）。このプログラムに一貫していえることですが，第9回のテーマも目指しているのは，学校場面でも「小さな成功を見つけること」です。そして第10回では「まとめ」および「ディスカッション」の時間です。最後に，フォローアップの日程を決めます。

4 プログラム～「学校との連携」について～

　教育センターの相談室は組織上，市の教育委員会の中にあり，担任からの紹介で来談となる事例も多くみられます。また，日ごろの相談のなかでも学校との連携をとる場面が多々あり，学校現場と比較的近い相談機関といえます。「学校との連携」は教育相談の場ではもともとニーズの高いものでした。このプログラムにあるように具体的な行動を表にして見ていくことで，保護者，担任，相談担当者が子どもの問題や目標を共有できるのが利点といえます。

1 「学校との連携」の進め方

　レジュメ「学校との連携」（表2）を配布します。まず学校との連携で何を目指すのかを話し合います。レジュメにあるように，目的は，①学校での子どもの行動について，先生とコミュニケーションを増やすこと，②子どもが学校でうまくやれるように援助すること，です。

表2 ●学校との連携

なにを するのか？	①学校での子どもの行動や授業への取り組みに関して，先生とコミュニケーションを増やすこと。 ②先生とともに，子どもの目標を明らかにしていくこと。 ③先生が選んだ目標に到達できるように子どもの援助をすること。 ④宿題を終わらせたり，順序だてて課題を進める際に問題となることは何かを明らかにすること。 〈注〉すぐに子どもの問題行動がまったくなくなることはありません。しかし，すぐに変化が現れるでしょう。少しでも改善がみられたらそこをすかさずキャッチしましょう。
連絡シートの使い方	■先生に伝えること： ①1日に1枚記入してください。それぞれの行動を○か△評定してください。 　評定は，午前，午後，1日を通して，どうだったかの3つの欄があります。 ②日付とサインをしてください。もし保護者に知ってもらいたい大切な出来事があったら，コメントの欄に記入してください。 ③シートを封筒（保護者が準備する）にいれて封をしてください。毎日，子どもに家に持ち帰らせてください（お手数をおかけしますが，週ごとの報告ではあまり効果がないことがわかっていますので，ご協力お願いします）。 ④シートに他の印をつけないでください。これは「子どもがやれたこと（例：午前中は席についていた）」を親に知らせるためのもの，つまり，行動について書くものです。 　目標に向かって「十分に」「一生懸命」がんばったことを報告するものではないのです。 ■保護者のためのガイドライン： ①シートを作り5枚にカットする。1日1枚，1週間分を先生に渡す。 　封筒も必要な枚数を準備する。 ②子どもから封筒を受け取り，報告を読む。 ③どんなことでもポジティブな報告を子どもに伝える。 　たとえば「午後の授業で質問する前に手を挙げたんだってね。よくやれたね！」 　次のように言うことは効果を半減します， 　「午後はとってもよかったのに午前中はどうしたの？」 　質問したり，お説教したり，説明をしないこと。 ④先生が否定的なコメントを書いていたとしてもそれをとりあげないこと。 　「成功」についてだけ子どもに伝える。もし子どもが一緒にシートをみていて先生の 　評定に不平を述べたら，子どもの注意を成功にもっていきましょう。

先生と目標を共有し，話し合いやすくするために，「連絡シート」（たとえば，資料21参照）を使います。毎日持ち帰ることが望ましいので，簡単に記入できるものを使います。連絡シートの使い方はレジュメの中に説明してあります。必要に応じてレジュメをコピーして先生に渡します。先生に伝える大切なポイントは「連絡シートは子どもができたこと（行動）を親に知らせるためのものであること」「1日1枚，毎日持ち帰ること」です。親に伝える大切なポイントは「できたことだけに注目すること」です。子どもが持ち帰った連絡シートをみて，ポジティブなこと（○がついている行動）を子どもにフィードバックするようにします。

　目標行動の決め方については，レジュメ「変えたい行動を選ぶ」（表3）を使います。レジュメの「こういう問題を持っている子ども」にあるように，はじめに学校での問題行動をあげてもらいます。そして，それに対して目標行動をつくります。目標行動はレジュメにあるように「どうすればよいか」を具体的な行動で書きます。そのほうが目標をみることで子どもは「どうふるまえばよいのか」がわかるからです（たとえば，「席を離れる」という問題をもっている子どもの目標は，「席を離れない」ではなく「席に着く」というように決めます）。

　もう一つ，大切なことは，たとえば3つの目標行動を選ぶときに，3つのうち1つは，ほぼできている行動を選ぶこと（週のうち4〜5日は○がつけられる行動），1つはときどきできている行動を選ぶこと（週のうち2〜3日は○がつけられる行動），残り1つはなかなかできない行動（週のうち1日○がつくかどうかという行動）にすることです。○が1つもつかないシートを持ち帰るのは気分がよくないし，続かないものです。

表3 ●変えたい行動を選ぶ

あなたがやれるようになってほしいと思っている目標となる行動，教室で示してほしいと思う目標となる行動を明確にしましょう。
下にあげたものに○をつけるか，下の空欄に行動を書きましょう。

こういう問題をもっている子ども ➡	こういう目標を選ぶことができる
先生の指示に従わない	先生の指示に従う
席を離れる	席に着く
順番を待たないでしゃべる	話す前に手を挙げる
クラスの友だちに不親切なことを言う	適切な言葉をかける
悪い言葉をつかう	受け入れられる言葉をつかう
たたく，つねる，押す	手をきちんとする
ける	足をきちんとする
課題に取り組もうとしない	課題に取り組む
先生の言うことをきこうとしない	先生が話すときは目を向ける
おしゃべりをするのに後ろを向く	前を向いて座る
話し合いのときくねくね，もじもじする	話し合いのとききちんと座っている
協力して動くのに問題がある	グループで協力して課題に取り組む
_____	_____
_____	_____

2 連絡シートについて

　連絡シートは，さまざまな形が考えられます。ここで，実際にグループに参加した保護者の方が作ったシートをあげます。目標行動をわかりやすく決めてあるところに注目してください。たとえば，離席の多い子どもに「席に着く」という目標行動が決められています（図2）。また，友だちとすぐケンカになることを減らしたいお母さんは，学校での出来事を具体的に聞いていて，友だちのことを「オイ！」「オマエ！」などと乱暴に呼ぶことからトラブルが起きやすいことを発見して「友だちを名前で呼ぶ」という目標を先生と話し合って決めたそうです（図3）。図4は参加したお母さんが担任の先生と考えて作成したものです。時間割ごとにチェックできるようにして，1日3つ○をつけることを目標にしたそうです。目標に達したら，曜日のところにシールがもらえると決めたそうです。コメント欄も「できたこと」を書くようにしたら結果がよくなってきたと報告してくれました。

　連絡シートは，日々忙しい先生にとって毎日つけることが負担にならないものにすることが，継続のポイントです。資料21にあげたような簡単なものから始めてみて，コツがつかめたら担任の先生と話し合いながらオリジナルの連絡シートを作ってみるのもよいと思います。

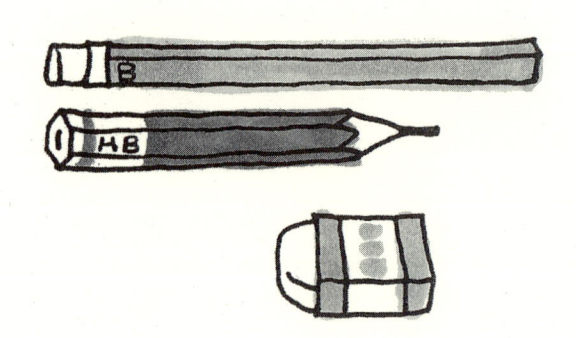

連絡カード（なまえ）			日付：H13年11月16日
先生のなまえ：			

午前と午後，それぞれの行動について○か△で評定してください
○＝じゅうぶんできた，よくできた，　△＝もう少し

行動	午前	午後	全体
席につく	○	/	○
学習用具の準備をする	○	/	○
時間を守る	△	/	△

コメント：通級のため、午前学習のみになってしまいました。
　　　　　給食は好きな子のグループでずっと席について食事できました。

- -

連絡カード（なまえ）			日付：H13年11月17日
先生のなまえ：			

午前と午後，それぞれの行動について○か△で評定してください
○＝じゅうぶんできた，よくできた，　△＝もう少し

行動	午前	午後	全体
席につく	△	/	△
学習用具の準備をする	△	/	△
時間を守る	○	/	○

コメント：

- -

連絡カード（なまえ）			日付：H13年11月19日
先生のなまえ：			

午前と午後，それぞれの行動について○か△で評定してください
○＝じゅうぶんできた，よくできた，　△＝もう少し

行動	午前	午後	全体
席につく	△	○	○
学習用具の準備をする	○	○	○
時間を守る	○	○	○

コメント：午後は研究授業のため自習でしたが、担任のいないところで2時間、お店
　　　　　のじゅんびを頑張っていたようです。教室を出ることもなく過ごせまし
　　　　　た。ただ、総合的な学習のため動き回ることが多くなってしまいます。

図2●連絡シート。目標行動をわかりやすく決めてある

連絡カード（なまえ）			日付：H14年7月13日	
先生のなまえ：				
午前と午後，それぞれの行動について〇か△で評定してください ｜				
〇＝じゅうぶんできた，よくできた，　△＝もう少し				
行動	午前	午後	全体	
授業中は席についている	〇	/	〇	
名前で相手を呼ぶ	〇	/	〇	
読める字で書く（連絡帳・ドリル）	〇	△	〇	

コメント：約束については，本人も気をつけているようです。総合学習がはじまりました。このところちょっと，そのためのトラブルが多いです。グループの友達とけんか，ワークシートに書かないなど。

連絡カード（なまえ）			日付：H14年7月5日	
先生のなまえ：				
午前と午後，それぞれの行動について〇か△で評定してください				
〇＝じゅうぶんできた，よくできた，　△＝もう少し				
行動	午前	午後	全体	
友だちを名前で呼ぶ	△	〇	〇	
授業中は席についている	△	〇	〇	
わかりやすい字で書く	/	〇	〇	

コメント：午後は，よくがんばっていました。

連絡カード（なまえ）			日付：H14年7月8日	
先生のなまえ：				
午前と午後，それぞれの行動について〇か△で評定してください				
〇＝じゅうぶんできた，よくできた，　△＝もう少し				
行動	午前	午後	全体	
授業中席に座っている	〇	〇	〇	
友達を名前で呼ぶ	△	〇	〇	
わかりやすい字で書く（ドリル・連絡帳）	〇	〇	〇	

コメント：

図3●連絡シート。友だちとのケンカを減らすための目標行動

1日に二つ3つは合格しよう！

がんばること	月 　/	火 　/	水 　/	木 　/	金 　/		
机のまわりの物を拾う （机のまわりをきれいにしよう）	● ② ③ ④ ⑤	① ② ③ ④ ⑤	① ② ③ ④ ⑤	① ② ③ ④ ⑤	① ② ③ ④ ⑤		
勉強時間には、みんなと同じに勉強しよう	● ② ③ ④ ⑤	① ② ③ ④ ⑤	① ② ③ ④ ⑤	① ② ③ ④ ⑤	① ② ③ ④ ⑤		
せんせいから							
うちのひとから							

☆できた時間にシールをはる
☆3つずつそろったら曜日のところにもシールをはれるよ！

図4 ●「がんばろうカード」

3 学校との連携に関するQ&A

セッションのなかで，学校との連携をうまく進めるにはどうしたらよいかということも話題になりました。

Q1 AD/HDと伝えているのですが，ドリル学習を最後までやれないと，いつも宿題として持ち帰らされてしまいます。先生に障害を理解してもらえるにはどうしたらよいでしょうか？

A 障害の理解に関しては，本やパンフレットなどAD/HDに関してわかりやすく書いたものを渡して読んでもらう，主治医や相談担当者と連絡をとってもらう，というのも１つの方法です。そのうえで課題の量については，本人の集中が持続する時間を考えて量を調整してもらうように話し合ってはどうでしょうか。

Q2 担任が変わって呼び出しの回数が突然減りました。先生は「だいじょうぶです。お母さんの心配のしすぎです。任せてください」とおっしゃるのですが，ほんとうにやれているのかわからず不安です。

A 現段階で，何がやれていて何が問題なのかを明確に行動で示してみるのがよいのではないでしょうか。そのために先生と相談

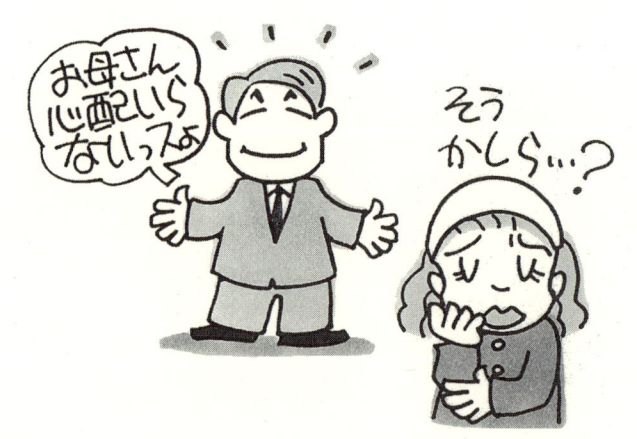

して連絡シートを導入してみてはどうでしょう。先生が期待していることと親が期待していることが食い違うことはよくみられます。具体的な行動で話し合うことは子どもの課題を共有していくことに役立つと思われます。

Q3 「1人だけ特別扱いはできないと言われました。」

A 子どもにあった援助があってこそ，一人ひとりに公平であるといえるのではないでしょうか。担任と話し合いがうまくいかない場合は，校長や学年主任の先生など，校内で一緒に考えてくれそうな先生をみつけることも有効かもしれません。

担任のこういう対応の背景には，おおよそ2つの要因が考えられます。1つは担任がAD/HDという障害についての理解がなく，子どもの問題が障害から生じているとは思っていないときです。その場合は先に述べましたように，AD/HDの障害について理解してもらうことから始めなければなりません。もう1つは，担任がその子のためにいくらがんばろうと思っても，学校全体の支援が得られない状況が担任にある場合です。この場合は，学校全体のAD/HDをもつ子どもへの支援体制を作らなければなりません。しかし，親の立場から学校全体に働きかけるのは困難です。お子さんの主治医や相談員の力を借りて，学校の理解と具体的な取り組みを促してもらうことが必要でしょう。

ところで，AD/HDの問題には学校の教師も同じように悩み苦しんでいます。学校に期待するだけでなく，親がすすんで学校に協力できることを探すことも必要です。たとえば，先述した「学校との連携」の進め方の連絡シートがその良い例でしょう。これは学校の担任に親が協力する方法です。ただ援助を待っているのではなく，このように親が学校へ協力的にかかわる姿勢が，担任やその他の教師を変えていくために大切ではないでしょうか。

そのほか，参加した親の中からは，先生も一生懸命やってくれているので，何か頼むときにはまずほめてからお願いするというお母さんもいました。お互いに小さな成功をみつけ，認めあえるような関係をつくっていけるとスムーズに進んでいくように感じます。

5 診断をめぐる問題〜AD/HDという診断と障害についての理解〜

1 心理的アセスメントの実施

教育センターのような医療機関ではない公的な相談機関に訪れる来談者のほとんどは，未診断の可能性が高いのではないでしょうか。今回，グループをスタートする時点で，対象とする障害をAD/HDと明記して募集せず，子どもがAD/HD様の行動特徴を示す場合としたのもそのためです。障害か否かの診断は，本来医師がするものであり教育相談員が診断すべきではないでしょう。ただし，ペアレント・トレーニングを実施するうえでは，障害か否か，またその症状の程度はどうなのかを，ある程度見立てることが欠かせません。このプログラムが行動をみて，それに対応するシンプルなものであるとしても，その行動の背景にあるものがAD/HDという障害からくるものなのかどうかを把握しておくことは必要です。そのためには心理的アセスメントを対象となる子どもに実施することが望ましいと思います。

教育相談室によっては，心理的アセスメントを重視するところやそうでないところがあるようです。しかし，最低限の行動観察による評価は必要でしょう。また少なくとも知能や認知面の特徴を知るためにWISC—ⅢやK—ABCの施行が欠かせません。さらに行動面について客観的に調べるには，ガイドラインにあるような行動チェックリストや生育歴のリストなどが利用できます（ガイドライン，Ⅱ診断と評価，p.11〜69）。

2 AD/HDについての診断

先に教育センターでは，AD/HDについてのミニ講義がないと書きました。しかし，オリエンテーションの段階で，このプログラムが

> **用語解説**
> ★：SST
> Social Skills Training（生活技術訓練）の略。社会生活に必要なスキルを身につけるための訓練プログラムの総称。AD/HDの子どもは対人関係，特に，友だち関係に困難さをもっていることが多いので，主としてコミュニケーションの技能を中心に訓練を行う。詳しくはガイドライン（Ⅳ心理社会的治療，205-207）を参照のこと。

AD/HDをもつ子どもの親に有効であること，そのために開発されたものであることを説明します。同時に，医療機関で診断を受けるという選択肢があることも伝えるようにしています。診断を受けるという考えをもつ以前の保護者も多いのです。ちなみに，第1期，第2期の計8名中，グループ開始時点でAD/HDと診断されていた子どもは1名，高機能広汎性発達障害（ただし，自閉傾向は強くなく，AD/HDの特徴を合わせもっている子ども）と診断されていた子どもが2名でした。

ところが，セッションが進むうちに参加者（保護者）の方から「診断を受けたいと思うがどうしたらよいのか」「AD/HDのことについて知りたい」といったニーズが出されることが度々ありました。本やテレビなどでAD/HDが取り上げられるようになり，多種多様な情報に保護者が混乱や不安を訴えることもありました。今回はプログラムの中に入れていませんが，今後，どこかの段階でAD/HDの障害の基本特徴やどういった形で表れるのか，薬物療法やSST★など他の治療や介入の方法について学ぶセッションを入れていくことも検討課題です。

6 ペアレント・トレーニングの活用に向けて

このプログラムを研修会等の場で紹介すると，さまざまな機関や職種の方から「役に立ちそう」というコメントをいただきます。ここでは，他にどのような機関で実施可能なのか，その際の注意点は何かなどについてふれようと思います。

1 母子保健の場で

　ペアレント・トレーニングの研修を行うと，必ず数名の保健師が参加しています。参加理由の1つは1歳6カ月児健診の事後指導グループで，母親の指導にペアレント・トレーニングの一部を取り入れたいということです。AD/HDに関心が高まり一般の理解が進むなかで，AD/HDなどの障害が疑われる子どもが健診で見つかる傾向が増え，そういう子どもをもつ親への適切な介入としてペアレント・トレーニングが活用できそうだと思って参加しているのだそうです。

　もう1つは，3歳児健診での親からの相談に利用したいということです。この年齢の子どもでは，障害がなくても反抗やかんしゃくに悩んでいる親は多く，ときにはノイローゼ気味になっている親さえいて，保健師として対応に苦慮することが多いのだそうです。そういう親への適切なアドバイスの基礎としてペアレント・トレーニングを利用したいというのが参加理由です。

　AD/HDのペアレント・トレーニングの目標は，子どもの行動への対応を工夫することで，子どもの反抗を和らげ，親子関係をスムーズにすることです。これまでは主に子どもの問題行動がある程度固まって事例化した後に，二次的な障害の予防して行われてきました。もし，ペアレント・トレーニングが乳幼児健診などの場で活用されれば，それは予防的介入となり得るでしょう。AD/HDの障害から派生する問題行動の出現もしくは悪化をあらかじめ防ぎ，親の精神健康の維持にも役立つことが期待できます。

2 学校で

　このプログラムはペアレント・トレーニングとあるように，本来，親向けに開発されたものです。学校の先生が教室内でそのまま用いてもうまくいかない点もありますが，このプログラムの基本的な考え方となっている行動変容の理論は活用できます。肯定的な注目が適正な行動を持続させ増やしていくことで，不適切な行動が減少していくという原理は，家庭でも学校でも共通しています。またAD/HDをもつ

子どもの問題行動に振り回されず，冷静な態度で応じることが大切である点も共通しています。

たとえば，言うことをきいてくれない子どもには，指示の出し方を工夫する（☞第3章「第6回子どもが従いやすい指示の出し方」参照）ことも有効でしょう。何をやっていいのかわからなくて騒ぐことでみんなの注目を集めているように思われたら，そのような目立つ行動は無視をして（☞第3章「第7回上手な無視の仕方」参照），騒ぐ前に指示の工夫をする，子どもができているときによい注目をする（☞第3章「第3回よい注目の仕方」参照）などの工夫も役立つかもしれません。どのスキルを使うかのポイントは行動観察（☞第3章「第2回子どもの行動の観察と理解」参照）につきるといってよいでしょう。問題行動とその行動の前後に何が起こったのかを記録してみることが役立ちます。

家庭との違いは，学校が個々の子どもが学ぶ場であると同時にクラスという集団であることでしょう。また教室では「子どもに教えること」と「子どもの行動の管理」を平行して行っているのも特徴です。L・フィフナー[11]は「パラレルティーチング」という言葉で，「教えることと介入することを平行して行う」と述べています。学級運営という視点から，どのように両方のバランスをとっていくのかを考慮して取り入れていただけたらと思います。また，教室内での行動管理の方法，環境を整える，課題の量を工夫するなどの介入についてはバークレー博士が監修したビデオ[12]も参考になるでしょう。

ペアレント・トレーニングの基本である「ほめる（認める）」というスキルは子どもの自尊心を育むのに有効といわれています。自分が大切な存在であると感じられてこそ，努力したり，相手を思いやる余裕が芽生えてくるのではないでしょうか。学校でもまた教室でも，よい注目の仕方を参考にして子どもの行動をみていくコツをつかんでみるのは役立つと思われます。

7 ほめる―小さな成功を見つけることの意義

　AD/HDをもつ子どもを育てることは，親にとってはときとしてストレスになるものです。教育センターに来談する親子で，「問題行動が起こる→何とかしようとして叱責する→子どもは親に反抗→よりいっそうの叱責→反抗のエスカレート」といった悪循環に陥っている事例は少なくありません。まず，親のほうから関係を改善するために行動を変えていこう，やり方を工夫しよう，というのがこのプログラムです（図5）。

　実際にプログラムに参加した親の多くからきかれた「目からうろこ」は，ほめることの効果でした。頭では理解していても，今までの行動パターンを変えるのは容易ではありません。このプログラムでは宿題とその報告という形式をとるので，参加する親たち自身が意識して取り組むことになり，また他の親たちの報告を聞く機会をもちます。その経過のなかで，たいていの親は次第にほめ上手になっていきます。また，「ほめること」で子どもとの関係が変わっていくのを実感するようです。

1　タロウくん親子―「ほめる」で親子関係が改善

　教育センターには，他のより専門的な機関と比較すると二次的な問題にはそれほど進んでいない親子が来談するのかもしれません。そのためか，「ほめる」ことの効果は表れやすいように感じます。小学校2年生のタロウ（仮名）くんのお母さんは次のように語ってくれました。

　「ほめることが大切と頭ではわかっていたつもりでも忘れていたんです。『この子はやればできる子だ』と思うあまり，口うるさく言い過ぎていたんです。いつのまにか親子関係がギクシャクしてきてしまって…。子どもは反抗的になるし，私もイライラするし…，という悪循環だったように思います。ここでほめることを意識してやるよう

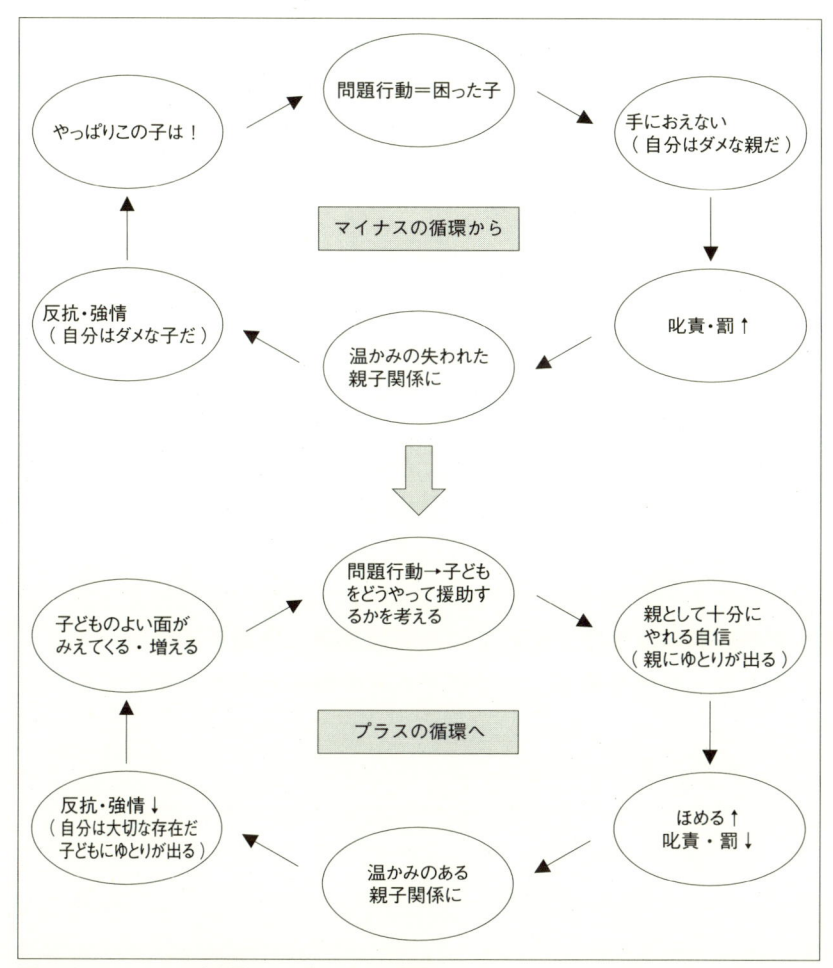

図5 ●マイナスの循環からプラスの循環へ

マイナスの循環から:
- やっぱりこの子は！
- 問題行動＝困った子
- 手におえない（自分はダメな親だ）
- 叱責・罰↑
- 温かみの失われた親子関係に
- 反抗・強情（自分はダメな子だ）

プラスの循環へ:
- 問題行動→子どもをどうやって援助するかを考える
- 親として十分にやれる自信（親にゆとりが出る）
- ほめる↑　叱責・罰↓
- 温かみのある親子関係に
- 反抗・強情↓（自分は大切な存在だ　子どもにゆとりが出る）
- 子どものよい面がみえてくる・増える

にしていたら子どもが変わってきたんです。自分から進んで取り組むようになってきて，それを私も心から認められるようになってきました。あのままだったら『お母さんはボクのことわかってくれない』って子どもに思われて，どうなっていたか…。今もこれからもいろいろ問題はあると思いますが，お互いに笑顔で話ができることがとってもうれしいし，がんばっているタロウをみるのがうれしいんです」

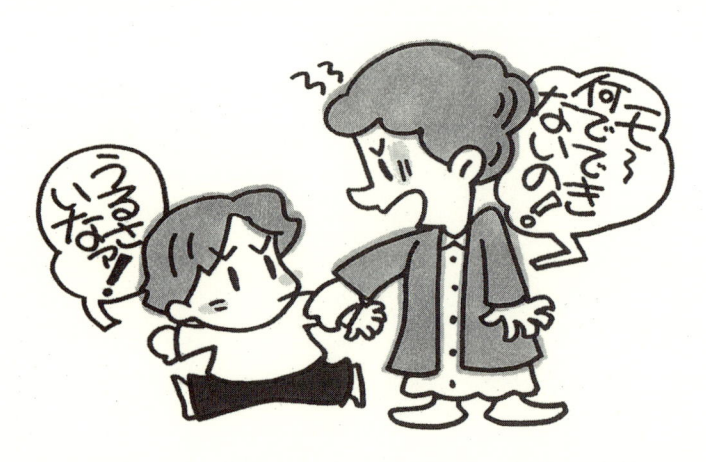

タロウくん親子は，「ほめる」で親子関係が非常に改善しました。本人の自尊心が高まり，母親もできていることを認める姿勢をきちんと行動にして示しました。その後の指示の出し方や，行動チャートなどのプログラムにもスムーズにのっていきました。さらにタロウくんの母親は，次々とアイデアを工夫して，自分の子どもにあったやり方を生み出していきました。まさにプラスの循環になっていきました。

2 ケンジくん親子―小さな成功を見つけて「ほめる」

ケンジ（仮名）くん（小2）の場合は，家族の協力が得られない状況でした。医療機関の受診はもとより教育相談に行くことすら家族は反対で，母親は家族に内緒での来談でした。検査結果や行動の様子からAD/HDが疑われるお子さんでした。母親は必死の思いでグループには出席していましたが，仕事をもっていること，家族のサポートがないことなどから，なかなか宿題をこなすことができませんでした。母親ができる範囲で取り組んでもらうために，次のような作戦をとりました。

まず，「ほめる」ということに焦点を絞りました。テーマがどんなものであれ，終始，ケンジくんの行動で「小さな成功」をお母さんがみつけられることに焦点をあてました。次に，ケンジくんの母親への宿題は，きわめて具体的なものとなるように工夫しました。行動チャートを作るセッションのときです。それまで「時間がなくて…」と宿題

ができずにきていたお母さんでしたので，その日はケンジくんの行動チャートを作ることで，セッションの説明をすることにしました。「さて，ごほうびは何にする？」となったときに，ケンジくんのお母さんはさっぱりアイデアが出てきませんでした。すると，他のお母さんたちが次々とアイデアを出してくれました。「うちの子はシールを喜ぶわよ」「100円ショップでシール安く売っているわよ」「うちは色画用紙が余っているから，それに書いて貼ってみようと思う」などです。無事にケンジくんの行動チャートの項目が決まり，翌週になりました。ケンジくんのお母さんは「行動チャート」を持参してきました（図6）。何度言っても「連絡帳をテーブルのうえに出す」ということができなかったケンジくんが，行動チャートを作って実行することで，毎日出せるようになっていました。ケンジくんのお母さん自身も驚いて「ケンジがこんなにやれるとは思わなかった」とうれしそうに報告してくれました。

	月	火	水	木	金
連絡帳をテーブルに出す	★	♪		♥	
カバンを2かいへもっていく	♪	★	★	♪	♪
がっこうからもちかえったよごれものを出しておく		♥	♥		♥
えんぴつをけずる	♥	♥	♪		★
1日3つ以上できたら⑩円あげまーす！					

図6●行動チャート

宿題の取り組み方やセッションの進み方は，参加した家族によってさまざまです．しかし，「ほめること」の意味を忘れず，やれる範囲で取り組むこと，あせって先に進もうとせず，今やれることをやって親自身が「つかめた」と感じることがなにより大切なことです．小さな成功を親も子も獲得できることが何より大切なのだと感じます．

8 おわりに－プログラム終了後のアンケートから

　最後にプログラム終了後のアンケートから，参加した方のコメントを紹介します（表4）．「小さな成功」をみつける精神が定着してきたのか，みなさん，プラスの変化をフィードバックしてくださいました．このような声を支えに，インストラクターをやってみようと思われる方，ぜひ挑戦してみてください．

　最初のころは，インストラクターから「教えてもらう」というスタンスなのですが，次第に「みずから工夫して取り組む」というスタンスに変わっていきます．それは親としての自信回復につながり，余裕をもって子どもに向き合えるようになった結果なのかもしれません．プログラムを通して，インストラクターである私のほうもいろいろ学ばせていただくことができたと感じています．今回，この章を書くにあたり，経験を共有させてもらうことを快く承諾してくださったご家族に感謝してこの章を終えます．

表4 ●プログラム終了後のアンケート

■日常生活のなかで子どもとの関係で変化したこと
・とにかくむやみに言い聞かせようと大声を出したり，手を出したり，子どもと真っ向からぶつかることは前に比べてなくなってきた。
・今までは，子どもを変えようとしてきましたが，やはり自分が変わらなくてはいけないこと，自分の理解の仕方によって気分も変わり，接し方も変わっていくことがわかりました。自分の気持ちにゆとりがあるときは子どもとの関係がうまくいきやすい。
・すごく変わったということはないけれど，確実に親子関係はよくなったと感じます。これからも時間をかけて学んだことを継続していきたい。
・子どもが落ち着いた。指示が通りやすくなり，お互いにイライラすることが減った。
・頭ではわかっていても，つい本人を目の前にすると同じやり方で怒ってしまうという悪循環が，ほめてよい行動を増やすというやり方を教えてもらって，子どもの心がほぐれてきたように感じる。「お母さん」と甘えてくるようになった。

■グループに参加してよかったこと
・自分だけがいろいろ悩んでいるだけではどうしようもなかった。何か行動を起こしてみて試してみたのがよかった。
・子どもの行動を，冷静にみることができるようになった。
・同じような子どもをもつ親同士の意見を聞くことができたり，交流をもてたりしたのがよかった。
・ほめることが必要と頭でわかっていても実行ができなかったが，細かく行動を区切ることから整理していく方法が，自分にはとても参考になった。
・他のお母さん方の成功した例が聞けてよかった。
・宿題の報告のとき，子どもの様子や状況をきちんと聴いてもらえて，それに対して具体的にどこがよかったか，工夫したほうがいいところはどこかを細かくいってもらえたこと。

第3部
家族会での
ペアレント・トレーニング

第3部 家族会でのペアレント・トレーニング

第5章 AD/HDと家族会

1 家族会とペアレント・トレーニングの出会い

　第3部で紹介するペアレント・トレーニングは，福島AD/HDの会『とーます！』で行っている活動の一部です。第1部で紹介があったように，精神保健研究所でペアレント・トレーニングの日本向けプログラムが開発され，それに私も従事していました。そして日本向けのプログラムの概要ができあがったときに福島に赴任し，ほぼ同じ時期に立ち上がった福島AD/HDの会の役員の方とお会いしました。少し長くなるのですが，家族会でペアレント・トレーニングを行うようになったいきさつについて，別の本[14]で述べたことを引用したいと思います。

　「昨年の3月，翌月から勤務することになった大学で注意欠陥/多動性障害（AD/HD）に関する講演をしました。講演には福島の小中学校から多くの教員が集まっていました。耳慣れない発達障害の診断名が急速に広がるなかで，多くの人々が，AD/HDに関心をもっているのでしょう。会場は立ち見が出るほどに盛況で，最後まで誰も帰ろうとはしないほど熱気に満ちていました。（中略）
　新たな発達障害に関心が向けられるときに，かならず起きる問題があります。実際には，その発達障害はけっして新しいものではなく，つねに同じ比率で生じるはずなのに，世間の関心が急速に高まるために，その障害と診断される子どもが増えるのです。そして家族は診断されたあとに何の手当もなく混乱のなかに置き去りにされます。
　私が講演を終え壇上を降りると，2組の夫婦が近づいてきました。

その方たちはAD/HDと診断された子どものご両親でした。『きのう，福島でAD/HDの親の会を立ち上げました。乳幼児健診や病院で，AD/HDと言われ途方にくれている家族がたくさんいます。自分たちと同じような苦しさから早く立ち直るために，支えあえるだけでなく，何か役立つことを持ち帰ることのできる会にしたいのです。先生がやってらっしゃるペアレント・トレーニングをこちらでもやっていただけないでしょうか』と言います。
　この2組の夫婦は，置き去りにされた家族のためにできることを必死で捜していました。そして私のペアレント・トレーニングに期待したのです。私は日本でのAD/HDへの関心の高まりと混乱を見越し，親を支援できる方法としてペアレント・トレーニングの開発に取り組んでいました。すでに述べましたが，早期治療の手だてのない乳幼児健診の苦い経験から，AD/HDにおいても，診断されたまま放置されるという同じ轍を踏みたくなかったからです」

　このような出会いから，現在，福島AD/HDの会『とーます！』の例会でペアレント・トレーニングの活動を行っています。家族会でどのくらいペアレント・トレーニングの実施が可能なのか，またどれくらい家族の要望に応えられるのか，疑問をもちながら始めたことでしたが，会員の方たちの協力のおかげでその活動も順調に進んでいます。

2　福島AD/HDの会『とーます！』のペアレント・トレーニングについて

　全国にさまざまな発達障害の家族会があります。家族会が目的とするところは，
　①障害への偏見をなくし障害の適切な理解を広げるための啓蒙活動
　②適切な治療や教育を発展させるための社会的な活動
　③本人や家族の「生活の質（QOL）の向上」のための自助的活
　　動，たとえば家族会主催のサマーキャンプ
などです。

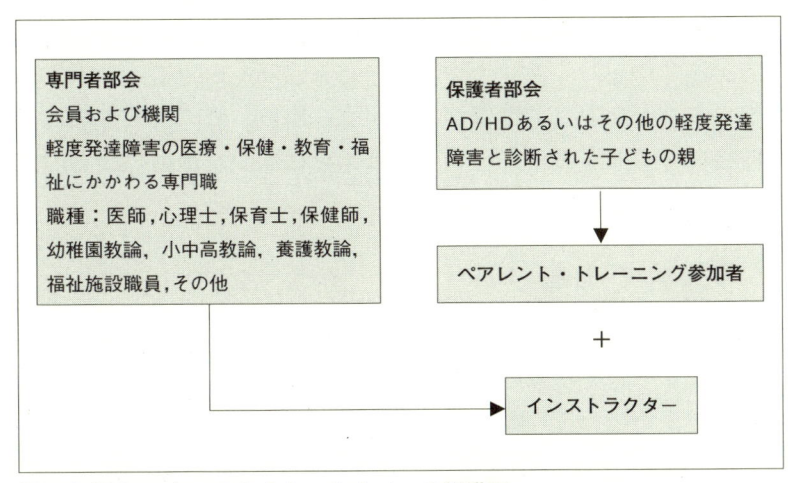

```
┌─────────────────────────────────────────────────────────┐
│  ┌──────────────────────┐    ┌──────────────────────┐   │
│  │ 専門者部会           │    │ 保護者部会           │   │
│  │ 会員および機関       │    │ AD/HDあるいはその他の│   │
│  │ 軽度発達障害の医療・ │    │ 軽度発達障害と診断さ │   │
│  │ 保健・教育・福祉に   │    │ れた子どもの親       │   │
│  │ かかわる専門職       │    └──────────┬───────────┘   │
│  │ 職種：医師,心理士,   │               ▼               │
│  │ 保育士,保健師,幼稚   │    ┌──────────────────────┐   │
│  │ 園教諭,小中高教諭,   │    │ペアレント・トレーニン│   │
│  │ 養護教諭,福祉施設職  │    │グ参加者              │   │
│  │ 員,その他            │    └──────────────────────┘   │
│  └──────────┬───────────┘               ＋              │
│             │              ┌──────────────────────┐    │
│             └─────────────▶│ インストラクター     │    │
│                            └──────────────────────┘    │
└─────────────────────────────────────────────────────────┘
```

図1 ● 福島AD/HDの会『とーます！』の組織図

　ペアレント・トレーニングは，3番目の自助的な活動の一部といえます。
『とーます！』も同じような目的で活動していますが，従来の家族会と少し異なるところがあります。図1に会の組織構成を示しました。この図のように，この会は「保護者部会」と「専門者部会」から成っています。一般の家族会にあたるのは，保護者部会とよばれる部門です。障害をもつ家族と医療・教育・福祉の専門家が協働して，従来の家族会が目的とする活動を行っているところが，福島AD/HDの会『とーます！』のもっとも大きな特徴といえます。

　この特徴がわかりやすく表れているのが，ペアレント・トレーニングでしょう。『とーます！』のペアレント・トレーニングは保護者部会の学習会として行われています。そのインストラクターは私が携わっており，専門者部会のメンバーである私が，保護者部会の自助的活動にボランティアで協力する形になっています。

　一般的に家族会でペアレント・トレーニングを行うときは，家族会のメンバーがペアレント・トレーニングを経験し，その経験を活かしてインストラクターとなるか，ペアレント・トレーニングをやってい

る専門家が家族会に協力するかのどちらかだろうと思います。そのどちらも可能ですが，『とーます！』のように同一の組織内に家族と専門家という2つの異なる性質の部門がある場合，専門家の部会の会員が家族会員を援助するという，いわば相互扶助的な活動は両者の協力関係によい効果を発揮すると思います。

3 家族会でのあり方

　AD/HDは，わが国では比較的最近になって関心をもたれるようになった障害です。そのため，まだ全国規模の家族会は十分に機能していません。しかし，この障害の出現頻度が子どもの3～7％という高頻度であるため，AD/HDにかかわる家族会は，他の発達障害に比べて急速にまたいたるところで誕生し始めています。今はいわばAD/HDの家族会の黎明の時期といえると思います。

　米国でのAD/HDの大きな2つの会（CHADD；National Resource Center on AD/HD, NADDA；Attention Deficit Disorder Association）がどちらも家族と専門家が協力し，発展していることを考えても，今後，AD/HDの家族会の発展には，家族と専門家との共同の形が欠かせないように思います。家族が身近に出会った，クリニックの医師，学校の担任や養護教諭，保育園や幼稚園の先生，塾の先生，乳幼児健診の保健師や相談員などに共同の輪を広げていくことが大切でしょう。

4 家族会でペアレント・トレーニングを行う意味

　多くのAD/HDの家族会でペアレント・トレーニングを実施することに関心が高まっています。しかし，ペアレント・トレーニングの内容は理解され始めていますが，家族会でそれを行うことの意味についてはあまり考えられていないように思います。私の経験から言えることは，ペアレント・トレーニングが，それを会員相互の自助的な活動として位置づけることによって，家族会の活動を維持していく有効な方法の1つとなることです。

家族会は，家族が孤立することを防ぐことができます。それはどのような障害の家族会でも共通するところでしょう。会に参加して，同じような障害をもつ子どもの親は，障害のある子どもをもったのが自分だけでなかったこと，この単純な事実を知るだけでも，救われた気持ちになります。子どもの状態や家庭の状況を語り，また聞くことによって，同じ苦しみや同じ悲しみをともにすることができるからです。
　この共感が生み出す不思議な力のおかげでしょうか，家族会の例会に参加するだけで家族が孤立した感じから解き放たれます。しかし，家族会があたたかく開放的な雰囲気を持続するには，互いに共感しあうだけでは十分ではありません。なぜなら，共感によって結び合う力は，開放的な雰囲気と相反することがあるからです。
　家族会が互いに気遣い助け合う場として働けば，会はその集団としてのまとまりが高まります。しかし，会のまとまりが強くなればなるほど，新たに参加する人々にとっては入会しにくい雰囲気も生まれます。つまり，まとまりの強い集団は排他的になりがちという，どのような集団にも生じるマイナスの面が家族会でも生じます。そうなってしまっては，限られた会員だけが互いを慰めあう閉鎖的な会になってしまいます。
　会がかもし出す雰囲気に，新たな会員が違和感なくうまく溶けこめればいいのですが，参加してみたがなじめないという場合も少なくないでしょう。新会員が増えず，休会や退会する人が絶えないということも，家族会を運営していて少なからず生じることです。当然のことですが，会員が増えなくなると，その家族会の存続が難しくなります。そこで，あらたに入会する会員にとっても魅力のある活動を家族会が用意しておくことが肝要となります。ペアレント・トレーニングは，そういう活動の1つとして利用できます。

5 ペアレント・トレーニングが家族会に与える影響

　ペアレント・トレーニングは，本来それぞれの家族が問題を解決するために開発されたものです。集団のまとまりを高めることを目的としていません。グループでやるメリットは，プログラムで学んだことを日常で実践し，そうやっているお互いの姿をみることで，プログラムに参加し続けることの励みになる点です。

　もちろんペアレント・トレーニングでも，例会で起きるのと同じように共感的な雰囲気が生じます。子育ての困難な状況や親としての苦しい心情について話題が進むことがあり，そういうときにはグループとしてのまとまりが急速に強まります。しかし，ペアレント・トレーニングでは参加者の共感性と同時に，いわば互いに競いあう気持ちを大切にしています。プログラムの運営には，その競争心が利用されるといえるかもしれません。

　家族会の例会での話し合いでは，ときどき誤った思いこみが生じることがあります。生活上の同じようなエピソードから，他の会員の子どもとわが子とまったく同じだと思ってしまったり，また逆に自分とは家庭の状況が違うと思って，他の会員に親しみをもてなかったりします。しかし，ペアレント・トレーニングを通して，具体的にお互いの子どもの行動や特徴が理解できると，同じAD/HDの問題をもっていてもそれぞれの子どもに違いがあること，また親しめなかった会員も同じように失敗し悩んだり，小さな成功に飛び上がるように喜んだりすることを知ります。

　ペアレント・トレーニングを経験すると，単に親の心情を語り合い，互いを情緒的に理解するのではなく，子育てに苦労しているのが自分だけではないことを冷静に理解し，同時にお互いの違いを受け入れることができるようになります。それは，おそらく，このプログラムが子どもの行動を客観的に見る訓練をすることで，親としての自分の姿を冷静に見ることができるようになるからでしょう。

　参加者同士が適切な距離をとることができるようになると，そのこ

とで会員の過度なまとまりを薄め，新しい会員にとって会へ参加の抵抗を少なくすることにも役立ちます。すなわち，ペアレント・トレーニングを家族会で行うことは，集団のまとまりが適度にあり，それでいて排他的でない会の雰囲気をつくるのに役立つと言えます。

6 まとめ

　家族会でペアレント・トレーニングを行うには以上のようなことを認識し，ペアレント・トレーニングを運営していくことが大切です。そして，それぞれの会の特徴，たとえば，会員の子どもたちの年齢構成，開催できるペアレント・トレーニングの頻度，それを行う場所，協力をあおげる専門家，また派遣を要請できる専門機関などを考慮して実施することが必要です。またそれぞれの地域性や個別な問題を考えて，第1部で示されたペアレント・トレーニングのプログラムの基本的な内容を損なわずに，プログラムを改変することも試みなければなりません。その例を第6章で紹介しましょう。

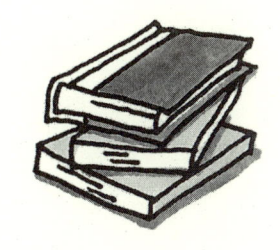

第3部 家族会でのペアレント・トレーニング

第6章 『とーます！』でのペアレント・トレーニング

1 プログラムの概要

1 プログラムの対象

1）参加者の経緯

　プログラムの参加者は，会員と非会員から構成されています。非会員はペアレント・トレーニングに関心があり参加を希望する親です。その中には，他の家族会の会員もいます。会員，非会員にかかわらず1クール5回に参加することが原則です。参加者の選択方法はとくになく，事務局に申し込みがあった順に受け付けています。

　参加する経緯は，専門者部会の会員から紹介された人，福島AD/HDの会『とーます！』のホームページのペアレント・トレーニングの紹介を見て参加する人，ペアレント・トレーニングを経験した会員からすすめられて参加する人などです。事前に事務局からペアレント・トレーニングの予定，参加の原則，参加費の説明を受けます。予定については表1の「年間計画」を，参加の原則については，「資料：福島AD/HDの会『とーます！』ペアレント・トレーニングマニュアル」を参照してください。1回ごとの資料費やお茶代にあてるために，実費程度の参加費を徴収しています。

2）子どもの年齢

　ペアレント・トレーニングは，親子関係の修復が比較的容易な年齢，また子どもの反抗的な行動が本格化する以前の年齢が有効だと考えられます。つまり有効な年齢層としては，おおよそ5〜10歳，幼稚園の年長から小学校3〜4年生くらいでしょう。グループを構成する

表1●年間計画

月　日	内　容	備　考
4月10日	第1クール学習会　1	行動をみる
24日	学習会　2	ほめることを習慣にしよう
5月8日	学習会　3	無視：ほめるために待つ
22日	学習会　4	上手な指示と制限（罰）の与え方
6月12日	テーマ別懇談会	学校との連携
26日	学習会　5	まとめとフォローアップ
7月10日	テーマ別懇談会	夏休み・きょうだい関係
9月11日	第2クール学習会　1	行動をみる
25日	学習会　2	ほめることを習慣にしよう
10月9日	学習会　3	無視：ほめるために待つ
16日	学習会　4	上手な指示と制限（罰）の与え方
30日＊	学習会　5	まとめとフォローアップ
11月13日	第3クール学習会　1	行動をみる
27日	学習会　2	ほめることを習慣にしよう
12月11日	学習会　3	無視：ほめるために待つ
18日＊	学習会　4	上手な指示と制限（罰）の与え方
1月22日	学習会　5	まとめとフォローアップ
2月5日＊	第4クール学習会　1	行動をみる
19日＊	学習会　2	ほめることを習慣にしよう
3月4日＊	学習会　3	無視：ほめるために待つ
11日＊	学習会　4	上手な指示と制限（罰）の与え方
18日	学習会　5	まとめとフォローアップ

注1：8月はお休みです。
注2：学習会は原則第2・4木曜日ですが，＊印の10，12，1，2，3月は変則になっています。

　ときには，対象の子どもの年齢が近ければ生じる問題も類似し，参加者同士の話し合いが弾みます。そのため同じくらいの年齢の子どもをもつ親を参加者として選ぶほうがインストラクターのグループ運営は楽になります。しかし，実際には参加者の子どもの年齢は多様です。これまでの参加者の例では，幼児から成人まで幅広い年齢層でした。
　子どもの年齢は，できるかぎり近い方が望ましいのですが，年齢層が多様なことで良い面もあります。参加後の感想は年齢に関係なく好評です。たとえば，参加者が自らの経験を話し合う機会に，年齢の高

い子どもをもつ参加者が，成長とともに起きる問題行動やそれが発達とともにどのように変化するかを，成功談や失敗談を交えて話します。幼い子どもを持つ参加者にとっては，成長の見通しが与えられ，先の見えない不安から解放され，ほっとするひとときとなります。年齢の高い子どもをもつ参加者にもペアレント・トレーニングは役立ちました。たとえば，青年期になって口をきかなくなった子どもに，インストラクターや他の参加者からアドバイスされた方法で，肯定的な注目を与えてみたら，親子で久しぶりに会話でき食事の時間が楽しくなったという参加者もいました。

　家族会では，対象となる子どもの年齢をペアレント・トレーニングのもっとも有効な年齢層に制限するのは難しいでしょう。しかし，プログラムの基本である肯定的な注目を子どもに与えることが，どの年齢またどのような状態においても，親子関係を改善し，子どもが自信を回復するのにとても有効です。その結果として子どもの行動に良い方向の変化が表れ，子どもの問題行動が減少します。そのためにインストラクターは，さまざまな年齢の子どもをもつ参加者の実践報告から良い変化の例を拾いだし，参加者の実践を勇気づけるようにします。

3）子どもの障害の状態

　おそらくどの家族会も事情は同じでしょうが，会員の子どもたちにはAD/HDの症状と他の発達障害の症状を併せもつ子どもがいます。あるいは，LD，高機能広汎性発達障害などさまざまな診断を受けた子どももいます。また，AD/HDをもつ子どもと同じような問題はあるけども，まだ医療機関に受診していない会員，問題が子どものせいか自分自身の間違ったしつけのせいか迷っている会員もいます。このように子どもの障害，また親の問題行動の認識のしかたもさまざまです。

　多様性をもった子どもを対象に，ペアレント・トレーニングが一様に効果を発揮するのだろうか，これは難しい問題です。しかし，プログラムの基本である，子どもの行動をみること，また子どもに肯定的な注目を与えることは，子どもの障害のいかんにかかわらず，また障

害をもたない子どもにおいても有効です。

　ただ1つだけ注意しなければならないのは，ペアレント・トレーニングで学習するスキルの中には，障害の違いによっては効果がない，あるいは逆効果になる方法があることです。それは善し悪しが十分に学習できていない行動に対して，また自閉性の障害のこだわり，また強迫的な行動に対して，無視とほめることを組み合わせた対応をすることです（そのような行動への対応については，第7章119頁を参照してください）。この点さえ注意していれば，ペアレント・トレーニングはどのような障害の子どもにも有効で，とくに子どもの障害がAD/HDでなければこのプログラムに参加できないと言うわけではありません。

2 参加の形態とプログラムの形成

1）参加形態

　参加形態，すなわちペアレント・トレーニングの参加者を固定するか，あるいはまったく固定せず自由に参加ができるかは，子どもの年齢以上にペアレント・トレーニングの効果に影響を与えます。ペアレント・トレーニングの効果を考えると，参加者を固定して行うことが望ましいと思います。

2）プログラムの形成

　『とーます！』では，参加者を固定して，通算5回のプログラムで1つのクールが終わるようにしています。本来10回で行うべきペアレント・トレーニングの内容を必要最小限に絞り，多くの会員が参加できるように5回に短縮しています。しかし，回数を少なくするともし欠席した場合には学習が進みにくくなります。少なくとも第1～4回はすべてに参加しなければペアレント・トレーニングの内容を学習することができません。しかし，実際に欠席者がまったくないわけではありません。そこで欠席した場合には，次のクール以降で前回出席できなかった内容が行われる回に参加することができるようにしました。

　また，4回の学習会ではなかなか実践できず，学んだことが身につ

かないことも多くあります。そのため第5回目はペアレント・トレーニングのまとめとして4回の内容の復習を行うと同時に，これまでの参加者が誰でも自由に参加できるフォローアップとなっています。この5回目はペアレント・トレーニングで学んだことを思い出し，実践の意欲を取り戻す機会として役立っています。

　そういう機会とともに，各クールの間にいくつかのテーマで懇談会を設けています。懇談会の内容は表1の「年間計画」を参照してください。この懇談会はペアレント・トレーニングに参加していなくても，保護者部会の会員であれば誰でも参加できます。テーマは，ペアレント・トレーニングの中で頻繁に出てくる家庭の問題，たとえば「きょうだい関係」，また，本来のペアレント・トレーニングのプログラムから削ってしまった「学校との連携」などです。どれも会員にとっては身近な問題で話しも白熱して脱線しがちですが，この懇談会は参加者以外の会員へのペアレント・トレーニングの紹介の機会であり，参加者にとってはブースターセッション（ペアレント・トレーニングで得た親のスキルを充電しなおすことを目標としている）を兼ねています。

　このように，ペアレント・トレーニングの学習会の参加者は厳密には固定されておらず，参加形態はいわばセミクローズド方式といえます。このような参加形態に融通性をもたせたのは，少人数のペアレント・トレーニングの効果を犠牲にしても，できるだけ多くの会員が参加できるためです。参加者個人のペアレント・トレーニングの効果があがることと，家族会としてのニーズが満たされることの両立は困難かもしれませんが，家族会でのペアレント・トレーニングではできるだけ両者のバランスが保たれることが大切だと思います。

2 プログラムの目的

1 ペアレント・トレーニングの目的

　ペアレント・トレーニングの目的は，これまでのしつけの仕方を学びなおす機会を親に与えるものです。そのことをマニュアルでは次のように述べています。

　「ペアレント・トレーニングでは，しつけることが難しい子どもたちへの適切な子育ての方法を学びます。子どもはもともと，エネルギシュで，向こう見ずで，危険なことが大好きです。そのくせ，甘えん坊で，泣き虫で，かんしゃくもちでもあります。

　子どもたちはそれぞれに個性があり，成長のスピードも千差万別です。この違いの中には，ほんの少しの発達の遅れや不具合も影響していることがあります。

　これらの子どもの本性と発達の問題が絡みあうと，落ち着かない，危ないことを平気でする，友だちやきょうだいとすぐに争う，親や教師の言うことをきかないといった，大人にとって頭の痛い問題へと発展します。

　そのため，叱られ，怒られ，うるさがられ，子どもはだんだん大人に反抗的になり，わざと悪いことをするようになります。親や教師は子どもを育てる意欲をなくします。ペアレント。トレーニングは，そういう大人が子どもの育て方をもう一度見なおし，正しい対処の方法を身につけるものです」

　そして，ペアレント・トレーニングの目標については，期待できることと期待できないことにわけて，表2のように述べています。

　家族会に参加する多くの親は，家庭での子どもたちの問題行動への対応に苦慮し，あるいは近隣の子どもとのトラブルに悩み，保育園の職員や幼稚園や学校の教員からの苦情に心を痛めて，その状況から抜け出すための糸口を求めて入会してきます。まず，親が期待するのは子どものAD/HDとよばれる「病気」が治ることです。しかし，残念ながらAD/HDの症状は成長とともに緩和することはあっても，完

表2 ●ペアレント・トレーニングに期待できること・できないこと

> 1．ペアレント・トレーニングに期待できること
>   ①子どもの行動の特徴を理解し，よい行動を増やせます。
>   ②困った行動を減らす方法を学び，毎日のトラブルを少なくします。
>   ③みんなで学習することで支えられ，自信をとりもどせます。
> 2．ペアレント・トレーニングに期待できないこと。
>   ①AD/HDやその他の障害の主症状を治すことはできません。

全に治るものではありません。そのことを理解してもらい，過剰な期待が裏切られプログラムのなかばで参加者が脱落しないために，ペアレント・トレーニングの目的として，期待できることとともにペアレント・トレーニングに期待できないことを明確に述べています。

2 自助活動としての目標

　以上の目的の他に家族会の活動としての目的もあります。それは，『とーます！』の家族会の相互扶助活動として，ペアレント・トレーニングが家族会発足当初から導入されたいきさつと深くかかわっています。そのことは第5章で紹介しましたが，乳幼児健診でAD/HDを疑われ，医療機関でAD/HDと診断され，不安をかかえた親へ，少しでも具体的な対処方法を学ぶ機会を与え自信を取り戻す手助けをしたい，そういう思いでペアレント・トレーニングが家族会の活動の一部として活用されるようになりました。

　最初からペアレント・トレーニングは自助活動を目的としていたわけではありません。しかし，実施してきた経過から自助活動としてペアレント・トレーニングに，次のような目標があることがわかってきました。それは，①会員の相互理解と共感を促し，そのことで親同士が情緒的な支えを得ること，②互いの経験を知ることで，自分だけの苦労ではないといった安心感を得ること，③また，他の親子の身近な例から，納得のゆく子育ての方法を学ぶこと，④そして，ペアレント・トレーニングを実践していくなかで，互いの失敗やがんばりを知るこ

とで，よりよい子育てを実践する意欲を持続させることの4点です。

3 プログラムの進め方

1 学習会の運営

　ペアレント・トレーニングは，1名のインストラクターが行います。他に専門者部会から2～3名がサブ・インストラクターとして参加することがあります。このスタッフは各セッションでアシスタントとしての役割を担いますが，自分自身の仕事にペアレント・トレーニングを活用するために，みずからも学習する目的で参加しています。

　インストラクターは，プログラムの計画と実施だけを担当します。参加者の募集と把握，参加費用の徴収，当日の受付と活動記録などは，すべて保護者部会の役員が担当しています。インストラクターと役員が分業することで，インストラクターの負担を少なくして，プログラムを実施することに専念できるようにしています。

2 年間計画

　年間に4クールのペアレント・トレーニングを行います。最初にペアレント・トレーニングを始めた年は，会員の8割以上が，ペアレント・トレーニングに参加しました。その実績から考え，新たに入会する会員のほとんどが，ペアレント・トレーニングへの参加を希望することを予想すると，ほぼ3カ月に一度，年間4クールのペアレント・トレーニングを計画する必要があり，1クール5回の短縮版を考案しました。なお5回目はそのクールの参加者のまとめであると同時にこれまでの参加者の「フォローアップ」となっています。表1の「年間計画」は平成15年度の計画です。

3 各セッションの流れ

　各セッションの流れは，医療や専門機関で行うペアレント・トレーニングとそれほど異なるところはありません。くわしくは第3章の19頁に述べられていますが，①ウオーミングアップ，②前回のホームワ

クの報告，③配付資料に基づく学習，④ワークシートの記入やロールプレイ，⑤ホームワークの説明です。

　各回のセッションの参加者は15人前後です。開催の日時は，子どもが登校している平日の午前中に約2時間で行っています。医療機関や相談機関と比べて参加者の人数が多いため，プログラムを同じ形式で行うと参加者全員が発言しロールプレイに参加することができません。そこで，次のような工夫をしています。

　①全体を3つのグループに分ける
　②各グループでホームワークの反省などの話し合いを行う
　③ワークシートの記入とその内容の話し合いを各グループで行う
　④ロールプレイを2～3人の小さなグループに分かれて行う

　インストラクターはグループを回って，話し合いを促したり，質問に答えたりします。そしてグループ単位の活動が終わると，各グループで話題となった問題や質問について，全体で取り上げます。このときに，各回で学ぶべきこと，子どもの行動の分析と親の対応の仕方をホワイトボードで整理して検討します。小グループの活動と全体での説明がほぼ交互に行われるのが毎回の流れです。

4 テーマ別懇談会の持ち方

　テーマ別懇談会は，会員すべてに参加の機会が開かれています。そのため，会員のニーズに応じてテーマを設定して話し合いを行っています。表1の「年間計画」にあるテーマは，これまでの懇談会のなかで意義の高かったものを選びました。また年間活動のどこにそれぞれのテーマを設定するかも工夫しています。たとえば「学校との連携」は学年の早い時期では，担任が子どもの状態を把握できておらず，また母親も担任を知る機会も少ないので，家庭訪問の後に設定しました。それぞれのテーマに応じて時期を考えて年間計画のなかに組み込むように工夫しています。

　保護者部会の例会でも，会員が懇談する機会があります。例会での懇談会とテーマ別懇談会の主旨が重複しないように，テーマ別懇談会

は単なる話し合いではなく，ペアレント・トレーニングと関連をもって進行するようにしています。つまり，それぞれのテーマに出てくる問題行動を，ペアレント・トレーニングで学んだスキルを使って解決することを参加者とともに考えます。

たとえば，夏休みに旅行する際に公共の乗り物で子どものわがままな行動にどう指示と制限を与えるか，ペアレント・トレーニングの内容のなかで，学校と連携してやれることは何でどうやって担任に協力するか，休み中に家族でやるイベントのようなものを「ごほうび」にしたポイント・システムを計画できないかなどです。

懇談会に参加した人々のすべての問題を取り上げることはできませんが，久しぶりに参加した会員にとってはプログラムで学んだことの復習の機会になり，話題提供をした会員にとっては，具体的な対応策を他の参加者とともに考えるよいチャンスになります。インストラクターにとっても，1クール5回のセッションでは提供しきれなかったペアレント・トレーニングのスキルを，参加者に紹介する機会となっています。

1クールのプログラムの内容と運営方法は，表3を参照ください。

表3 ● 1クールのプログラム

第1回：行動をみる

■セッションの目標
　①参加者が子どもの問題を行動として見ることができ，問題を客観的に捉えることができるようになる
　②参加者が問題を，自分からまた子どもから少し距離をおいとらえることができるようになる

■参加者が行うこと
　①ワークシートの記入を通して，子どもの問題を子どもの性格として見るのではなく，行動として具体的に把握する
　②ワークシートの記入を通して，全体の問題を一つひとつの行動に分ける
　③問題が生じる具体的な場面を明らかにして，問題行動が生じる原因がその前後の状況にあることを知る

■セッションの流れ

1．全体でのウオーミングアップ
　①ペアレント・トレーニングのプログラムの内容を紹介する
　②インストラクターと参加者同士の自己紹介を行う
2．全体での説明
　①学習会の進め方を説明する
　②行動とは何かを説明する
3．小グループでのワークシートの記入
　①困っている問題を行動としてとらえなおすために，ワークシートを各自が記入する
②子どもの行動を記入したのち，行動の原因が前後の状況にあることを理解するために，「子どもの行動をみる（2）」を記入する
4．全体での説明
　①行動の前後の状況が，その行動を起す動因や誘因となっていることを説明する
　②前後の状況のなかで，参加者自身の行動がかかわっていないか，かかわっているとしたら，みずからの行動を変えることで子どもの行動を減らすことも増やすこともできることを説明する
5．ホームワーク「行動を3つに分けましょう」の説明

第2回：ほめることを習慣にしよう

■セッションの目標
　①ほめることで子どもの望ましい行動を増やすことができることを学ぶ
　②子どもとの関係を修正するには，まずほめることが大切なことを理解する
■参加者が行うこと
　①ホームワークで記入したことを見直して，日常の子どもの行動から肯定的な注目を与えることができる行動をたくさん見つける
　②ロールプレイでほめ方を練習して肯定的な注目の与え方を身につける
　③自分自身の子どもがどんなほめられ方を好むかを考える
■セッションの流れ
1．前回の振り返りとホームワークの実行の状況について
　①前回についての質問を受ける
　②ホームワークの実施状況について参加者に報告してもらう
　③ホームワークの記入についての質問をうける
　④ほめる行動を見つけるこつを説明する
2．全体での説明
　①ほめるときのポイントについて説明する
　②ほめるときのタイミングについて説明する

3．グループでほめ方のロールプレイ
　①ホームワークで選んだ「増やしたい行動」に対して，「ほめるときのポイント」と「ほめるときのタイミング」を使って，肯定的な注目の与え方の練習をロールプレイで行う
　②子どもの役をやったときの感じの違いについて話し合う
4．全体での説明
　①肯定的な注目の与え方を再度説明する
　②子どもによって肯定的な注目のされ方の好みが違う
5．ホームワーク「好きな行動を見つけて，ほめましょう」の説明

第3回　無視：ほめるために待つ
■セッションの目標
　①問題行動は否定的な注目を与えることによって，その行動が続くことを理解する
　②適切な無視とは否定的な注目を取り去ることだと理解する
　③無視することとほめることを組み合わせることで，子どもの行動を変えることができることを理解する
■参加者が行うこと
　①無視とほめることを組み合わせたロールプレイで，上手な無視の仕方とほめ方を身につける
　②ワークシートを通して，問題行動の中から「無視とほめるの組合わせ」の対象となるターゲット行動を見つける
　③子どもの問題行動の特徴を把握する
■セッションの流れ
1．前回の振り返りとホームワークの実行の状況について
　①前回についての質問を受ける
　②ホームワークの実施状況について参加者に報告してもらう
2．全体での説明
　①無視は否定的な注目を取り去ること，そして肯定的な注目を与えるチャンスを待つことである
　②無視の大切なポイント，上手な無視の仕方，その後に肯定的な注目を与えるタイミングの見つけ方を説明する
3．小グループで無視とほめることのロールプレイ
　①台本「無視とほめることの練習」に従って，2人一組でロールプレイを行う
　②子どもの役をやって無視された後に肯定的注目を与えられた時の感じを話し合う
4．グループで「ターゲット行動を決めましょう」のワークシート

①ワークシートに困っている行動を記入する
　　②その問題行動の反対の行動で望ましい行動を見つける
　　③無視とほめることを組み合せた対処法でうまくいきそうな問題行動を決める
５．全体での説明
　　①問題となる行動の中には「無視とほめるの組合わせ」が有効な行動とそうでない行動がある
　　②有効でない行動の特徴と対処法について説明する
６．ホームワーク「無視とほめることを組み合わせてみましょう」の説明

> 第４回：上手な指示と制限（罰）の与え方

■セッションの目標
　　①冷静な指示の与え方を学ぶ
　　②適正な罰とは叱ったり懲らしめたりすることではないことを理解する
　　③罰は，問題行動を起したことに対する当然の結果であり，子どもがとらなければならない責任であることを学ぶ
■参加者が行うこと
　　①日ごろの指示の仕方を思い出す
　　②ロールプレイを通して，上手な指示の仕方を学ぶ
　　③罰の本当の意味についての説明を聞き，日頃行ってきた罰の与え方について考える
■セッションの流れ
１．前回の振り返りとホームワークの実行の状況について
　　①前回についての質問を受ける
　　②ホームワークの実施状況について参加者に報告してもらう
２．小グループで「あなたはどうしますか」のワークシート
　　①日ごろの指示の仕方をワークシートに記入する
　　②小グループでそれぞれの指示の仕方，それに対する子どもの反応について話し合う
３．全体での説明
　　①指示するときの心得について説明する
　　②冷静な指示の与えかた，CCQ（穏やかに，近づいて，落ち着いた声で）が大切なことを説明する
４．小グループでCCQを使って上手な指示の仕方のロールプレイ
　　①台本「上手な指示の練習」に従って，３人１組でロールプレイを行う
　　②親の役，子どもの役の時に感じたことを話し合う

5．全体での説明
　①ロールプレイでCCQを使ったときの子どもの気持ちをまとめる。たとえば，CCQだと親の言うことを子どもも冷静に聞けるなど。
　②罰は，子どもの問題行動の当然の結果として与える
　③罰を与えることは，責任をとることを子どもに学ばせる機会である
　④効果的な罰とは，「したこと/しなかったこと」に結びついた内容を選ぶことが大切である
　⑤体罰やくどい叱責は決して効果的な罰ではないことを説明する
　⑥罰を与えると決めたら，冷静で毅然とした態度で徹底して行うことが大切である

第5回：まとめとフォローアップ

■セッションの目標
　①これまで学んできたことの復習を行う
　②子どもに肯定的な注目を与えることが子どもの行動をより良い方向へ向けるための基本であることを思い出す
　③これまでのセッションで紹介されなかったペアレント・トレーニングのテクニックを紹介する（福島AD/HDの会『とーます！』ペアレント・トレーニングマニュアルの付録1～5を参照）

■参加者が行うこと
　①これまで学んで来たことを振り返る
　②自分が現在対応に困っている問題を話す
　③他の参加者が困っている問題について，インストラクターとともに問題解決の方法を考える

■セッションの流れ
1．全体での説明
　①これまでの4回で学んだことの復習を行う
　②ペアレント・トレーニングで学んだことを家庭で行ったときに生じた疑問点や質問を受ける
2．全体での討議
　①ほめることを継続して行っているかどうか，その効果について発言を促し，肯定的な注目を与えることの大切さを確認する
　②現在，困っている問題行動について数人の人にあげてもらい，その対処方法を全体で話し合う
　③必要に応じて，これまで学ばなかったテクニックについて紹介する。

第3部 家族会でのペアレント・トレーニング

第7章 家族会のペアレント・トレーニングで注意すること

　実際のペアレント・トレーニングを行う際に，どのようなことを準備し気をつければいいでしょうか。そのことをQ＆Aの形で整理してみました。これらは必ずしも実際に尋ねられた質問だけではありません。私と『とーます！』の会員が試行錯誤でペアレント・トレーニングを実施してきた過程で，つまずき，ぶち当たってきた問題でもあります。

Q1 インストラクターは誰がやればいいのでしょうか

A 家族会でペアレント・トレーニングを実施するときに最初に考えなければならないことは，インストラクターに誰がなるかという問題です。これには2つの選択肢があります。

　1つは，家族会の会員がインストラクターになる方法です。そのためには第1部や第2部で紹介されたペアレント・トレーニングに参加しペアレント・トレーニングの理論を理解し実践したうえで，プログラムの内容をマスターしておくことが，インストラクターとなる条件となります。

　この場合は，ペアレント・トレーニングを実施している機関の専門家にスーパーバイザーとして参加してもらうとうまく行きます。第1部のマニュアルの内容を参加者に伝えれば，ペアレント・トレーニングの大半を教えることができますが，参加者から出てくる実際の子どもの行動を分析するには経験が必要です。インストラクターとしての経験が浅くて迷ったことや答えられなかったことを，スーパーバイ

インストラクターは誰？

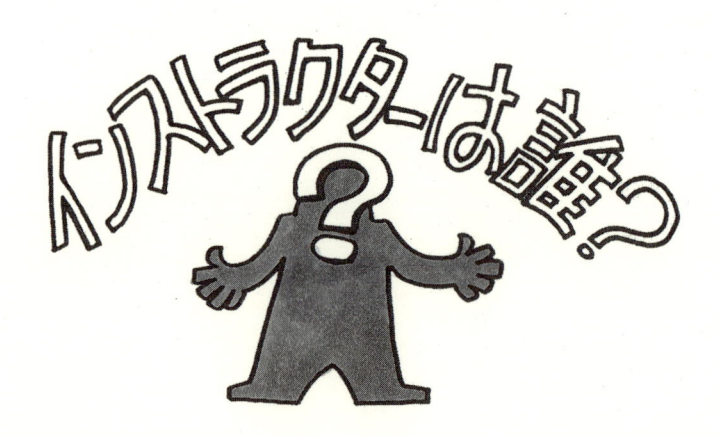

ザーに指導してもらうと，スムーズにプログラムを進めることができます。

スーパーバイザーが，ペアレント・トレーニングに直接参加できなくても，保護者インストラクターが適時にペアレント・トレーニングの進行具合を報告します。スーパーバイザーと直接会うことができないときには，メールやFAXで指導してもらうことも可能です。できるかぎり，客観的な立場でペアレント・トレーニングの進行状況を見守れる専門家の参加が大事でしょう。

もう1つは，AD/HDの治療や教育に関心がある専門家にインストラクターになってもらう方法です。病院や相談機関でペアレント・トレーニングのインストラクターを経験した医師や心理士やソーシャルワーカーが，家族会の活動を理解し自発的に協力するのが理想です。しかし，AD/HDのペアレント・トレーニングは日本ではまだ歴史が浅くこのような専門家は少数です。そのため，ペアレント・トレーニングのインストラクターの経験がなくても，ペアレント・トレーニングに関心をもっている専門家を探し協力を仰ぐことが必要となります。

『とーます！』の支部では，会員が受診している医療機関のスタッフがインストラクターとして活動しています。また，他の家族会では特殊教育の教師にインストラクターを依頼しているところもありま

す。また，会員が受診している病院と協力してペアレント・トレーニングを始めた会もあります。

　発達障害の親グループの指導経験，あるいは統合失調症のソーシャルスキルズ・トレーニング（SST）などの指導経験があれば，マニュアルを活用してペアレント・トレーニングを行うことは，専門家にとってそれほど難しくはありません。家族会の会員が受診している医療・相談機関に相談してインストラクターを引き受けてくれる専門家を探してみてください。

Q2 インストラクターとして，保護者と専門家ではどちらがいいでしょうか？

A 保護者か専門家のどちらであっても，メリットとデメリットがあります。それを十分に理解して，それぞれの家族会にあった方法を選択するほうが実際的です。

1）保護者がインストラクターの場合

　保護者インストラクターの場合のメリットとしては，ペアレント・トレーニングに参加するメンバーは，インストラクター自身の子育ての苦労や成功を聞くことで，インストラクターを，またペアレント・トレーニングを身近に感じます。この馴染みやすさは，ペアレント・トレーニングで紹介される内容を実行してみたいという思いを強くさせます。

　デメリットとしては，メンバーがインストラクターと自分の状況が違うと感じたときに，上述のことと逆のことが起きる点です。つまり，インストラクターや他のメンバーの子どもや家庭状況は自分の場合と違う，だから，ペアレント・トレーニングで学んだことをうまくやれるのだ，自分には同じようにはできない，あるいは，ペアレント・トレーニングの説明がインストラクターの自慢話みたいでいやだ，他のメンバーがうまくやっているのを聞くと自分だけが落ちこぼれのようで気持ちが沈んでしまう，このような否定的あるいは拒否的な感情が生まれ，インストラクターや他のメンバーと心理的に距離ができるこ

とです。

　もう1つのデメリットは，インストラクターが同じ立場の親であるためにペアレント・トレーニングを実践することを押しつけ気味になることです。自らがペアレント・トレーニングに参加して有意義だったという経験と参加者への共感から，ペアレント・トレーニングで学んだことを実践することが生活の最優先と考えてしまうのですが，あまりにもその思いが強いと，息苦しい雰囲気をつくります。特にインストラクターが，参加者の子どもの状態や家庭状況の違いを理解していないときには，このような雰囲気が強まります。この雰囲気があまりに強いと参加者がペアレント・トレーニングから脱落していく原因となります。

2) 専門家がインストラクターの場合

　専門家インストラクターのメリットは，保護者インストラクターのデメリットの逆だといえます。つまり，親のさまざまな想いに取り込まれることがなく，ペアレント・トレーニングで参加者が学ぶべき事を正確に伝えることができます。また，参加者やその子どもの特徴を理解しながら，冷静に参加者の理解度や実践の状態を評価することができます。

　デメリットとしては，インストラクターになれる専門家を探すことが難しいことです。ペアレント・トレーニングに関心があり，家族会の活動に理解がある専門家は多くはいません。あるいは，インストラクターとして協力したくてもそれぞれの仕事の関係でできない専門家もいるでしょう。また，せっかくインストラクターとして協力してもらっていても，勤務地の移動などの事情でインストラクターを続けられないということも起きます。インストラクターの供給が安定していないというのが専門家インストラクターの最大のデメリットです。そのため家族会の会員は，つねにインストラクターとして協力してくれる専門家を捜し続ける必要があります。

　また，ペアレント・トレーニングの内容の企画や進行具合を管理しなければならないのも，インストラクターにとってかなりの負担とな

ります。とくに，初めてインストラクターとなった専門家にとっては，ペアレント・トレーニングを実施するのはとても負担が大きいものです。その負担を緩和するには，家族会の中でペアレント・トレーニングを経験した会員のアドバイスや，ペアレント・トレーニングを実施している専門機関のインストラクターのスーパーバイズが欠かせないものとなります。

Q3 参加費をとるほうがいいのでしょうか？

A 参加費をどうするかなど，金銭的な問題は些末なことで，ここで取り上げるほどの問題でないと考える方もいらっしゃるでしょう。しかし，自分自身が費用を払ってペアレント・トレーニングに参加しているか否か，あるいは無報酬のボランティアでインストラクターを引き受けているか否かはペアレント・トレーニングに意外に影響します。そのため参加費や費用に関しては十分に考えて決定する必要があります。

額の多少は別にして，参加費を徴収することに意味があります。費用を支払うことによって参加の意欲が高まります。また，運営する側や専門家インストラクターにとっても，参加費を徴収するほうが責任をより意識し，ペアレント・トレーニングの内容を充実するように努力します。

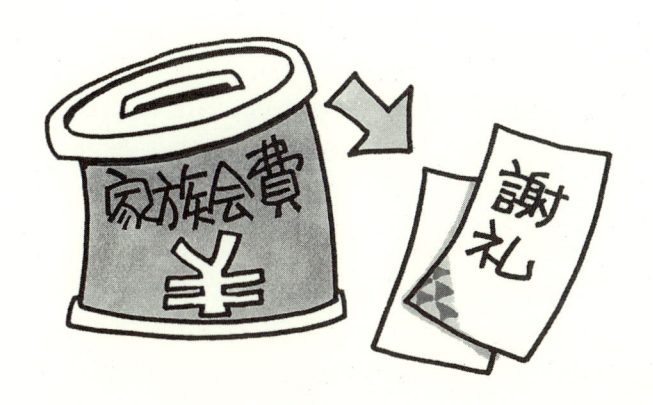

家族会の活動の一部としてペアレント・トレーニングを実施する場合，ペアレント・トレーニングの出費は他の活動と同様に家族会の年会費から支出し，ペアレント・トレーニングの参加者から費用を徴収しないのが普通でしょう。しかし，専門家がインストラクターの場合は参加費をとることの意義は高いと思います。家族会でのペアレント・トレーニングは，家族会が主催し専門家にインストラクターを依頼するのですから，できれば参加費からインストラクターへの謝礼の支払いができるといいでしょう。ペアレント・トレーニングに参加しない会員もいるはずですから，ペアレント・トレーニングの費用は，家族会全体の資金とは別建てで考えるほうがよいと思います。

Q4 参加者の人数は，何人くらいが適当ですか？

A　家族会のペアレント・トレーニングの実施方法によって参加人数が異なります。第1部や第2部のように，医療や相談機関のように固定したメンバーでペアレント・トレーニングを実施する場合，参加者全員が発言できロールプレイに参加できることを前提に考えると，大勢の参加は無理です。ペアレント・トレーニングの参加者全員がペアレント・トレーニングに参加できたと感じるためには，1回のセッションの間に，少なくとも一度は発言する機会やロールプレイをやる機会が与えられていなければなりません。そのためには，ペアレント・トレーニングの時間に応じて人数を絞ることが大切です。しかし，参加者が少なければ少ないほどよいかというとそうでもありません。ペアレント・トレーニングが成功するには，お互いが助け合い，励まし合い，競い合うという集団の力が必要です。集団として機能するには，少なくとも3人以上でなければならないでしょう。欠席する参加者がいることを考えると最低4人くらいのメンバーが必要です。
　ペアレント・トレーニングを固定したメンバーで行う場合，私は次のような式で人数を決めます。

参加者の人数＝ペアレント・トレーニングの時間（分）÷15±1

　これだと1回1時間半のペアレント・トレーニングで，5〜7人くらいが適正な人数になります。全員が受動的でなく積極的に参加したという印象がもてるには，時間と参加者の人数のバランスがとても大切です。

Q5 参加者を選ぶ方法について教えてください

A　医療や相談機関でペアレント・トレーニングを行う場合，患者の親や相談者からメンバーを選定し，ペアレント・トレーニングのプログラムを説明し参加の意思を確かめます。その場合，選定の条件としては，①治療プログラムへの参加動機が高い，②子どもの障害を理解し，診断を受け入れている，③持続して参加できる，④ペアレント・トレーニングの内容を実践できる，⑤参加者自身が精神的に安定しているなどの要素が考えられます。また，子どもに関しても，ある年齢幅にあることやAD/HDと診断されていることなどが考慮されます。これらはペアレント・トレーニングを集団で行う上で，個人差によって生じる問題を配慮しなくてすみ，インストラクターがペアレント・トレーニングの内容に集中して教示できるための条件です。

　家族会でのペアレント・トレーニングでも，同じような条件で選定できることが望ましいのですが，実際にはこのような条件を考慮して参加者を選ぶことができません。特に家族会の役員がペアレント・トレーニングを運営し，参加者の選定を行っている場合には，会員のなかから参加できる人とそうでない人を決めるのは，会員相互の信頼関係を損なうことになりかねません。インストラクターが医師や臨床心理士やケースワーカーの場合には，インストラクターに参加の正否を判断してもらうことも可能ですが，それでも選ばれなかった人には不満が残ります。

　そこで比較的公正な方法としては，あらかじめ参加の条件を会員に

明示して，みずからの意志で参加を決めてもらい，あまりにも参加希望者が多い場合は，お互いの話し合いやくじなどの方法で参加の優先順位を決める方法がよいでしょう。参加条件としては，文書などで説明したペアレント・トレーニングの主旨に賛同すること，原則として欠席や遅刻をしないこと，ペアレント・トレーニングで出される課題を実践できること，子どもの年齢が一定幅にあることなどがあげられます。

私たちの『とーます！』では，ペアレント・トレーニングの希望者ができる限り参加できるように，参加者の人数に合わせてプログラムの内容をさまざまに工夫しています。参加者を固定した場合は，参加人数を制限せず，希望者全員が参加できるようにしています。この場合は参加者の発言の回数やロールプレイをやれる機会が少なくなりますが，家族会の役員が恣意的に参加者を選定しているというような誤解が生じなくてすみます。

Q6 参加の動機があいまいで，意欲が低くても参加は可能でしょうか？

A 家族会のペアレント・トレーニングでは，おおかたの参加者がペアレント・トレーニングの内容が十分にわからない段階で参加してきます。たとえば，同じような子どもをもつ会員から誘われたり，乳幼児健診で世話になった保健師にすすめられたりして参加してきます。また，子どもに障害があることを知ったショックやとまどいから抜けだしたい，あるいは子どもの問題に振り回される状態から解放されたい，少しでも子育てに見通しをもちたいという，ワラをもつかむ気持ちで参加を希望してきます。

ペアレント・トレーニングは子どもの行動の正しい理解，正しい対応法の学習と実践が根本になっています。そのため，参加者にはある程度の判断力と実践できるエネルギーが要求されます。しかし，多くの参加者は，問題を早く解決したいという差し迫った気持ちと子どもの問題から解放されたいという2つの感情が入り交じった状態です。

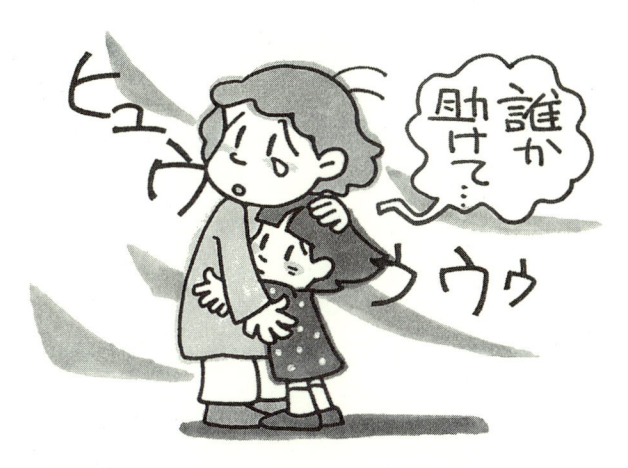

医療や相談機関でのペアレント・トレーニングの場合には，そういう状態ではペアレント・トレーニングの内容を理解し実践することができないと考え，メンバーからはずすことも可能でしょう。しかし，家族会でのペアレント・トレーニングでは，さまざまな状況の人が参加するのが実情です。ペアレント・トレーニングの内容がよく理解できておらず，参加の動機があいまいであったり，ペアレント・トレーニングを通して問題を解決しようという意欲が低かったりしても，参加の意志さえあれば，参加の資格があると考えてもいいのではないかと思います。

むしろ子どもの障害を知ったことで混乱したり，子どもの問題に焦燥しきったりしている人たちこそ，家族会のペアレント・トレーニングに参加するとよいようにも考えられます。家族会でのペアレント・トレーニングは，ペアレント・トレーニング本来の目的である適切なしつけの仕方を学ぶことと同時に，自助的なグループとして会員が相互に支え合うというふたつの意味があるからです。

Q7 毎回，参加できない場合はどうしたらいいのでしょうか？

A 医療や相談機関のペアレント・トレーニングでは欠席する人は少ないのですが，家族会の場合，遠方から参加する人，子ども

が幼くて家を留守にしにくい人，まだ同居の舅や姑に子どもの障害を話していない人など，それぞれに家庭の事情があって毎回参加できないのが実情です。しかしペアレント・トレーニングは，第1部や第2部で紹介されたように，各セッションにぎっしりと学習しなければならない内容が詰まっています。医療や相談機関のやり方にならって，毎回参加を原則として行うのがよいでしょう。しかし万が一，欠席してもペアレント・トレーニングがその参加者に役立つように，プログラム自体を工夫する必要があります。

　私たち『とーます！』の学習会では，試行錯誤を重ねてペアレント・トレーニングのプログラムの内容を必要最低限の中味で，1クール5回で行っています。そのクールで欠席した回があれば，その参加者には次回以降のクールで欠席した回と同じ内容の回に出席できるようにしています。さらにペアレント・トレーニングを再学習できるようにフォローアップセッションを定期的にもうけて，そこでも参加できなかった回の内容を学ぶ機会としています。また，「学校との連携」など会員の希望によるテーマ別懇談会を開催し，そこにもペアレント・トレーニングの主旨と技法を組み入れて話し合いをしています。

Q8 子どもがAD/HDと診断されていない場合も，その親の参加は可能ですか？

A ペアレント・トレーニングの内容は，AD/HDと診断されていない子どもの親にとっても得るものがあります。なぜなら，このプログラムは，子どもが正しい行動を身につけるために親が子どもへの正しい注目の与え方や，上手な指示の与え方を学び，また困った行動を減らすための親の態度を学ぶことを目的としているからです。子どもに自信を取り戻してほしいと願う親，親に頼りっきりの子どもを自立させたいと思う親，子どもが言うことを聞かず手がつけられず困っている親，そういう悩みを抱えている親であればこのペアレント・トレーニングは必ず役立ちます。

　ただし，多くの参加者の子どもがAD/HDと診断されているグルー

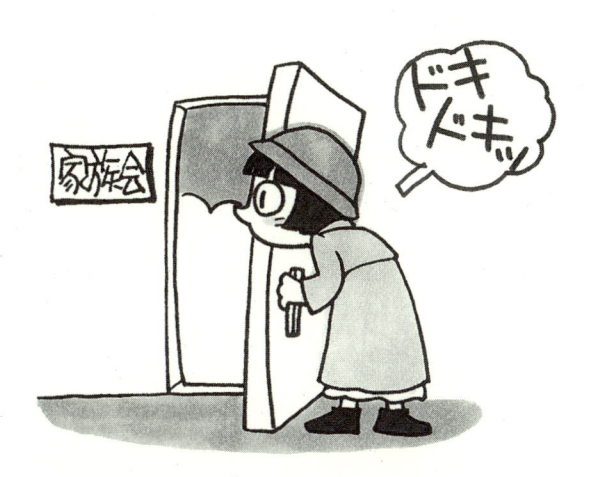

プでは，まだ診断されていない子どもの親にとって，他の人たちの話題について行けないことがたびたび生じます。よく起きるのが，診断を受けた子どもの親が子どもの状態を障害として割り切って見ていることへのとまどい，リタリン★など薬物療法についての知識や経験の乏しさ，薬物療法への素朴な疑問でしょう。こういうとまどいや疑問が頻繁に生じると，診断を受けていない子どもの親は心理的に疎外されて，他の参加者についていけないという気持ちになります。

　これらのとまどいや疑問は，診断を受けた人や受けていない親が参加する家族会の場合，避けがたい問題です。ペアレント・トレーニングのインストラクターは，参加者の心理を理解し，参加者相互の感情の交流に注意してプログラムを進めなければなりません。そして必要に応じて，参加者相互の違和感を緩和するために，診断を受けること

⋯ 用語解説 ⋯

★：リタリン
一般名メチル®フェニデート。脳のドーパミンという神経伝達物質を増加させ，不注意や多動などの症状を軽くする作用のある中枢神経刺激薬。約70～80％の子どもに有効であるが，現在は保険適用がなく，厳格な管理のもとでの処方が推奨されている（ガイドラインp.159～169）。

によって生じる親の心の変化や，薬物療法の内容について説明することが必要となります。

Q9 AD/HD以外の障害，たとえばLDとか高機能広汎性発達障害と診断された子どもの親も参加が可能でしょうか？

A 家族会には，AD/HDと診断された子どもの家族だけではなく，LDや高機能広汎性発達障害などいわゆる軽度発達障害がある子どもの家族がともに参加している会が多数あります。都市部の家族会は障害の診断別に結成されていることが多いのですが，人口が少ない小さな市や町や郡部では，単一の障害で会を形成することが困難なため，このような多様な診断をもつ子どもたちの家族で構成された家族会がたくさんあります。障害ごとに作られた家族会でも，実際には子どもたちの障害の状態は同質でなく，AD/HDと診断される子どもに他の障害の特徴を併せもつ子どもが多くいます。

　ペアレント・トレーニングは，子どもの問題行動への効果的な対処方法を親に提供するものです。このプログラムの基本の1つである子どもに肯定的な注目を与えることは，学習障害，高機能自閉症，アスペルガー症候群と診断された子ども，あるいは子どもが障害をもっていなくても有効に子どもの問題行動を減らします。子どもがさまざまな障害や特徴をもっていても，その親がペアレント・トレーニングに参加する意義は大きいと思います。

Q10 AD/HD以外の障害を対象にペアレント・トレーニングを行う場合，何を注意すべきでしょうか？

A 子どもの困った行動の多くは，その行動を無視してその直後の適正な行動に注目することで減らすことができます。なぜなら，親がその行動に注目し応じてしまうことで，その行動を持続させ強化させてきたからです。注目を取り去ることによって，その行動は続かなくなります。また，正しい行動に注目することによって，正しい行動が増え，相対的に困った行動が減っていきます。これらは学習理論

に従った行動の学習とその消去の原理です。

　しかし，自閉性の障害のこだわり，あるいは子どもの神経症の症状である強迫性のこだわりにおいては，この方法は有効でなく，場合によっては実施すると子どもも親も混乱します。プログラムの中の具体的な内容では，「無視とほめること」がその方法にあたります。こだわりによって生じた行動を無視すると，よりこだわりが強くなったり，不安が高じたり，パニックになったりします。一般の学習の原理が通じないのは，おそらくこれらの行動が特異な形で学習されたからでしょう[※]。

　こだわりやパニックには，次のように対処することがポイントです。
① 日ごろ，似た状況の時にこだわりやパニックを起さずに子どもが普通に行動したときには，すかさずその行為に肯定的な注目を与える。
② その行動が起きる状況をよく観察して，事前にその行動が起きないように状況を変える。
③ こだわりやパニックが起きやすい状況をどうしても回避できないときは，ペアレント・トレーニングで学ぶ適正な指示や制限の与え方を上手に用いる。
④ こだわりやパニックが起きてしまったら，自他に危険がない限り自然に鎮まるのを待つ。
⑤ 自他を傷つけ周囲に甚大な迷惑をかける場合は，冷静に対応し危険が起きないように物理的に対処する（たとえば身体を抑える。他の部屋に連れて行くなど）。

※自閉性の障害のこだわりやパニックの場合，過去に経験した状況とそのときの感情が強く結びつき，過去に用いた行動のパターン，つまりこだわりやパニックが短絡的に用いられるためではないかと考えられます。杉山登志郎氏はこのような現象をタイムスリップ現象とかフラッシュバックとよんでいます。くわしくは「発達障害の豊かな世界」（杉山登志郎：日本評論社，2002）を参照してください。

■引用・参考文献

1）上林靖子，齋藤万比古，北　道子・編著：注意欠陥/多動性障害－AD/HD－の診断・治療ガイドライン；Ⅱ．診断と評価，じほう，11-69，2003．
2）上林靖子，齋藤万比古，北　道子・編著：注意欠陥/多動性障害－AD/HD－の診断・治療ガイドライン；Ⅳ．心理社会的治療，じほう，187-191，2003．
3）上林靖子，齋藤万比古，北　道子・編著：注意欠陥/多動性障害－AD/HD－の診断・治療ガイドライン；Ⅲ．鑑別診断，じほう，73-81，2003．
4）山上敏子・監：お母さんの学習室－発達障害児を育てる人への親訓練プログラム，二瓶社，1998．
5）シンシア・ウイッタム・著，上林靖子，中田洋二郎，藤井和子，井潤知美，北道子・訳：読んで学べるAD/HDのペアレント・トレーニング，明石書店，2002．
6）Charles E. Schaefer・編：山上敏子，ほか・監訳：親訓練ハンドブック（上），二瓶社，1996
7）R.バークレー・著，海輪由香子・訳：AD/HDのすべて，VOICE社，2000．
8）上林靖子，齋藤万比古，北　道子・編著：注意欠陥/多動性障害－AD/HD－の診断・治療ガイドライン；Ⅳ心理社会的治療，②ペアレント・トレーニング，じほう，189-204，2003．
9）岩坂英巳，ほか・著：AD/HDの子育て・医療・教育，かもがわ出版，2002．
10）上林靖子，齋藤万比古，北　道子・編著：注意欠陥／多動性障害－AD/HD－の診断の治療ガイドライン；Ⅲ．併存障害の治療，①行動・精神障害，じほう，175-178，2003．
11）リンダ・J・フィフナー・著，上林靖子，中田洋二郎，山崎透，水野薫・監訳：こうすればうまくいくAD/HDをもつ子の学校生活，中央法規，2000．
12）ラッセル・バークレー・監，上林靖子・日本語版監：ビデオ・バークレー先生が語るAD/HDの子どもの上手な指導法，中央法規，2002．
13）R. Barkley：Defiant children-Aclinician's manual for parent training. New York, The Guilford Press.
14）中田洋二郎・著：子どもの障害をどう受容するか，家族支援と援助者の役割，大月書店，97-99，2002．

資料

AD/HD家族教室
（病院版）マニュアル

資料1 第5期 AD/HD家族教室・第1回 H14.10.23.

☆ AD/HDを知ろう
◇ 自分を知ろう，知らせよう
♤ 目的を確かめよう

1. オリエンテーション，スタッフ紹介
   調査票回収
2. AD/HD医学的講義
   「AD/HDの誤解と理解」
   Q&A
3. メンバー，お隣の子ども紹介（他己紹介）
   3分間トーキング（2人1組）
   →名前，学年，きょうだい，チャームポイントの紹介
4. メンバー自身から
   どんな場面で，どのように困っているか
   ←子どもの行動観察（状況版），（資料2）
   参加の目的〈半年後にどうなりたいか──子ども・自分自身・親子関係〉
5. 会の進め方
   ならAD/HD家族教室の進め方とお願い事項，予定表行動療法
   ←子どもの行動観察（対応版），（資料3）
   ＊休まず，ホームワークもがんばって！
6. 調査票残り配布
   社会性スキル尺度
   PFスタディ（欲求不満度テスト）
7. ホームワーク（H.W.）
   子どもの行動─対応─その結果シート

❈ セッション中は，リラックスした雰囲気が一番大切です
   聴く，話す，質問する，そして「ともかくやってみよう！」

次回は11月13日，「子どもの行動の観察と理解」です。
ロールプレイあります！

資料2　子どもの行動観察（家庭状況版）

お子さんの名前　　　　　　　　　　　　　　　　記入年月日
家族の方（記入者）の名前

　あなたのお子さん（訓練対象者）は，以下のそれぞれの状況で，どの程度あなたの指示や命令，あるいはルールに従うことに問題がありますか。
　もし，問題があれば「はい」に○をつけ，あなたにとってその問題がどの程度重大かについて「1（軽度）－3（中等度）－5（最重度）」の間で最も当てはまる数字に○をつけてください。
　問題がなければ，「いいえ」に○をつけてください。

1．ひとりで遊んでいる時	はい・いいえ	1－2－3－4－5
2．兄弟で遊んでいる時 　（兄弟がいない時は無回答）	はい・いいえ	1－2－3－4－5
3．他の子と遊んでいる時	はい・いいえ	1－2－3－4－5
4．食事の時	はい・いいえ	1－2－3－4－5
5．着替えの時	はい・いいえ	1－2－3－4－5
6．洗面や入浴の時	はい・いいえ	1－2－3－4－5
7．テレビ・ビデオを見ている時	はい・いいえ	1－2－3－4－5
8．テレビゲームをしている時	はい・いいえ	1－2－3－4－5
9．あなたの電話中	はい・いいえ	1－2－3－4－5
10．家に訪問者のいる時	はい・いいえ	1－2－3－4－5
11．誰かの家に訪問する時	はい・いいえ	1－2－3－4－5
12．公共の場 　（レストラン，スーパー，病院など）	はい・いいえ	1－2－3－4－5
13．学　校	はい・いいえ	1－2－3－4－5
14．父親が家にいる時	はい・いいえ	1－2－3－4－5
15．お手伝いを頼んだ時	はい・いいえ	1－2－3－4－5
16．宿題をする時	はい・いいえ	1－2－3－4－5
17．就寝時	はい・いいえ	1－2－3－4－5
18．車の中にいる時	はい・いいえ	1－2－3－4－5
19．その他（具体的に　　　　　）	はい・いいえ	1－2－3－4－5

資料3　子どもの行動観察（対応版）

お子さんの名前　　　　　　　　　　　　　　記入年月日
家族の方（記入者）の名前

　現在，あなたのお子さんの行動について，対応に困っていることについておうかがいします。特に，セッション中にとりあげてほしいひとつの行動についてお答えください。

Q1．それはどういった場面・状況で起こりますか？

Q2．その状況で，子どもはどのようなことをするのですか？

Q3．その行動が起こった時，あなたはどういった対応をしますか？

Q4．それに対して子どもの反応はどうなりますか？

Q5．そういったやりとりは，結局どうやって終わりますか？

Q6．このような不適応行動は，どのくらいの頻度で起こりますか？

Q7．このような不適応行動に対して，あなたはどう感じますか？

資料4　第2回 子どもの行動の観察と理解

■ウオーミングアップ：良いところ探し
■ホームワーク報告：子どもの行動—対応—その結果どうなったかシート

1．子どもの行動を理解しよう
〈子どもの行動に影響を与える4つの要因〉
1）子どもの特性：注意の集中・持続，刺激に対する反応性，対人関係技能など
2）親の特性と対応の仕方：多様，子どもへの接し方も多様

自分がAD/HDタイプ	非AD/HDタイプ
自分自身がルール守る手本となる	課題のレベルを下げる
感情的にしからない	くどくどとしからない

3）家族に影響を与えるストレス：親のストレス・精神的不健康・身体面の疲労
　　→ 親の子どもに対するマイナスイメージが強まる
　　　　親のしつけに一貫性がなくなる
4）状況の随伴性：どのような状況でその行動が生じたか
　　　子どもの行動が生じた時にどのように対応しているか
　　　　　　　　　　↓

ポイント 行動そのものは，AD/HDの特性によりすぐには変わりにくい
　　　まず状況・きっかけを変えたり，親の対応の仕方を工夫してみたりする

＊上記の4つは重なり合い，相互作用を起こしていることも多い（犯人探しは無意味）

2．子どもの行動を観察して記録してみよう
　　行動の起こった状況，行動への対応，その結果子どもの行動はどうなったか
　　問題行動の時間の長さ，頻度，程度　それによる本人・周囲への影響の強さ

　＊行動の詳細な観察記録から，指導の適切さ，今後の指導へのヒント，そして
　　子どもと親の進歩がわかる（少し離れて，客観的にながめてみることで，手
　　がかりを得る）

3．子どもの行動が改善されるための5つのポイント
1）いきなり高望みしない　〈ちょっとたちどまって〉

2）子どもの行動をよく観察すること　〈よくみて，考えて〉
3）今できることから，一段一段ステップを踏んで着実に　〈ねらいをさだめて〉
4）子どもの（AD/HDの部分の）特性に合わせて　〈この子を思い出して〉
　・すぐに，具体的に，わかりやすく注意
　・短時間で飽きないように，興味をもたせる工夫
　・できた！という自信をもたせることのできる課題設定
5）正の強化と負の強化（一貫性をもたせる大切さ）
　　　　　　　　　　　　　　〈さあ，やってみましょう〉
　・状況・きっかけ→　行動→　結果
　　例：【×】レストランで退屈→　騒ぐ→　おもちゃを買ってもらった
　　　　　　〈誤った強化〉
　　　　【○】ファーストフードに行くことから練習
　　　　【○】まんがを持っていく
　　　　【○】前もって約束（途中で騒いだら帰るなど）しておいたことを押し
　　　　　　通す

4．ロールプレイにチャレンジ！　〈総出演〉
1）行動—対応—その結果シート，または行動観察（対応版）から1つ選んで
2）「いつものわが家の感じで」やってみましょう！
3）まわりからフィードバック，本人の感想（母親役・子役）

　＊できばえはどうでしたか？
　＊家族教室で，もっと楽な方法，効果的な方法を身につけていきましょう

5．子どもの良い行動に注目しましょう

■ホームワーク：子どものほめた行動—どうほめたかシート

資料5 第3回 子どもの行動への良い注目のしかたと3つの行動タイプ分け

> ■ウオーミングアップ：良いところ探し
> ■前回のふりかえり：子どもの行動の観察と理解，ロールプレイもがんばりました
> ■ホームワーク報告：子どものほめた行動―どうほめたかシート

1．親子相互作用（やりとり）をプラス（＋）の方向に向けよう
1）AD/HDの子どもは，親の肯定的な反応を引き出さないような行動をとりがち
　親は，子どもの悪い面に目がいきがち。禁止，せかす，いらだちのことばが多くなる。
〈悪い注目⇔「だめ！」「▲▲しなさい！」「なんで最初からそうしなかったの」〉
2）お互いが気づかないうちに，悪循環のやりとり〈悪い行動⇔叱責〉の繰り返し
　そのやりとりのパターンをまず親のほうから変えていく・工夫してみることから始める。
3）Attention（他者からの注目）の力は偉大（特にAD/HDの子どもは，注目され好き！）
　　→ "Attention is like food—we all need it！"
　　　　（良い注目は食べ物と同じ―毎日食べないと，おなかがすいてイライラ）
　相互関係の原則は（やりとりをスムーズにするためには），
　①あなたが（＋）が欲しいならば，先に相手にそれ（＋）を与えよ。
　②あなたが（－）が与えたならば，それ（－）は自分に戻ってくる。
ポイント【○】怒りをおさえて，声のトーンをおさえて，おだやかな声で接してみる。
ポイント【○】わずかながんばりにも，良い注目を与えてみる5）。
→子どもの行動が良い方向に変わっていく

２．子どもの行動を３つのタイプに分けましょう　（資料６「行動リスト」参照）

| ①あなたが好む，増やしたい行動　　〈ほめる〉
| ②あなたが嫌いな，減らしたい行動　〈無視する（過剰に反応せず見守る）〉
| ③問題行動，なくしたい（許しがたい）行動　　〈警告→タイムアウト〉

＊このような一貫した対応を行うことで，良くない行動を子どもに気づかせ，適切な行動を身につけさせることができる。
＊行動を区別して，それに合わせた対応ができるようにじっくりと観察していくことが大切（対応のテクニックは後期に練習します。今はまず行動の流れ・タイプ分けを観察！）。
＊子どもの人格でなく，行動を修正します。
　例：【×】「なんであなたはいつも！」
＊子どもの良い行動に注目する＋ほめる習慣をつけていきましょう。

■ホームワーク：①行動の３つのタイプ分け
　　　　　　　　②良いところ探し

資料6　行動リスト

増やしたい行動　◎はよくみられるもの

◎朝起きてから学校に行くまで，言われなくても自分で用意できた
　夕食後に学校の時間割をする，と自分で決めて守っている
◎友だちと遊ぶ前に宿題を仕上げた
◎約束の時間内でテレビゲームをやめた
　見たい番組をがまんしてビデオにとり，勉強してから後で見た
◎スーパーで買い物が終わるまで，静かにおもちゃ屋で待てた
　親戚のお葬式で，座っていられた
　妹をやさしくほめた
◎何かもらったとき，「ありがとう」と言えた
　正しい姿勢で食事ができた
◎食事の後片づけを手伝った
　肩たたきをしてくれた
　朝，テレビをつけたが，「つけない約束でしょ」と母親が消すと素直に従った
◎言われてすぐかばんを片づけた
　タイマーをセットして声かけされて，遊びをやめて宿題を始めた
　「朝はダメ，おやつならジュースを飲んでいい」と言われ，自分から牛乳を飲んだ
◎おもちゃが見つからず，いったんパニックになったが，自分なりに落ち着いて探し始めた

なくしたい行動（許しがたい）　△はどちらかというと「減らしたい行動」

　知らないおじさんに注意されて，口答えした
　さいふを持って外出しようとするのを注意されて，パニックとなり靴を投げた
　親に注意されて，かっとなり別の人に暴力をふるった
　テレビゲームを無理に片づけようとすると，取り返すまでたたいたり蹴ったりした
　自分がカードゲームを出しっ放しにしていたのに弟がなくすと，泣き叫んで弟をたたいた
　姉に向かって「死ね」と言った
　おもちゃが見つからずパニックになり，壁に頭をぶつけた
△時間割をしていないのに「した」とうそをついた

△「あと５分」「もうあと５分」と何度言われても，テレビゲームをやめよ
　　うとしない
　△朝の登校前，ごろごろしてなかなか着替えようとしない
　　　朝の用意をするように叱られて，「うるさい」と物を投げた
　△家の網戸に落書きした
　△朝早く起きて，パジャマのまま自転車で遊ぶ
　△リビングのソファーでおやつを食べ散らかし，ごみも片付けない
　△友だちの都合も考えず，学校から帰宅直後に遊びに行く
　　　親戚のお通夜で騒いだ

　 減らしたい行動（してほしくない）　　◎よくみられるもの

　　「あとで片づけるよ」と言いながら，おもちゃを出しっぱなしにした
　　お風呂になかなか入らない
　◎学校から帰って，制服を脱ぎぱなっしにした
　◎学校から帰って着替えもせずにおもちゃで遊び続ける
　　学校から帰って，「友だちと約束したから」とすぐに出かけてしまう
　　朝歯みがきもせずにテレビゲームをはじめた
　　朝から「ジュースが欲しい」とぐずぐず言う
　◎「ゲーム屋に行きたい」としつこくせがんだ
　◎電器屋で（別の物を買いにきたのに）「ゲームの備品を買って」としつこ
　　くせがむ
　　朝テレビをつけようとして「つけない約束でしょ」と母親に注意されて，
　　妹にあたった
　◎朝の登校時間になっても，１人で遊んでいる
　◎宿題するように何度言っても，まんがの本を読むのをやめようとしない
　　宿題を後回しにして，ずるずるとテレビを見ている
　　テレビを見ながら，「あいつはアホだ！」など汚い言葉を使う
　◎口答えする
　　友だちが遊びにきたとき，家の中でサッカーボールを蹴った
　◎急に，以前録画したビデオテープを探しだしたが見つからず，パニック に
　　なって叫んだ
　　テレビを見ながら宿題をする
　　机の上がおもちゃでいっぱいなので，勉強できない
　　ランドセルの中からノートを見つけられない
　　連絡帳の字が汚い
　　すぐ机の上にのぼる
　◎広い公園でどんどん遠くに行ってしまった

暑いから，とパンツ1枚で寝て，起きてからもなかなか着替えようとしない
　「信号無視してはダメ！」と知らない大人に注意する
　来客にあれこれ質問し，答えないと暴言を吐く
◎テレビゲームを朝からずっとしているので注意すると，「少ししかしていない」とうそをつく
◎英語学校のゲームで1番になれないと，途中で帰ってきてしまう
◎ルールのある遊びをしていて，どうしても勝とうとして他の子を妨害する
　友だちに「今日は遊べない」と言われているのに，執拗に電話をかける

| 資料7 | 第4回 親子タイムと上手なほめかた |

> ■ウオーミングアップ：良いところ探し（エピソード）
> ■前回のふりかえり：子どもの行動への良い注目＋行動の3つのタイプ
> ■ホームワーク報告：行動の3つのタイプ分け

1．親子タイムをしてみましょう

> ●親子タイムとは
> 　子どもにとって特別な時間（スペシャルタイム）で，
> ①親は干渉（口出し）せずに，子どもとかかわる。
> ②子どもは，自分の好きなことを自分で選んで遊ぶ（ただし，原則TVやTVゲームは禁止。対人関係，すなわちやりとりが必要な遊びが望ましい）
> ③親はよく観察して，子どものやっていることを声に出して（＋）の表現をしていきます。多少の不適切な行動は無視しましょう。
>
> ☞詳細は，資料8「親子タイム」に

＊親は，子どもの良い面に注意を向け，上手にほめる習慣がついていきます。
＊子どもは，親からたくさんほめられる体験と，楽しく遊びきる達成感から<u>セルフエスティーム（自尊心・自分を大切にする気持ち）</u>が高まってきます。
＊親子のやりとりが，〈良い行動⇔良い注目（ほめられる）〉と良いパターンに変わっていくきっかけとなります。

2．上手なほめ方
（1）上手にほめることで，子どもが指示に従いやすくなり，好ましい行動が増えてきます
（2）上手なほめ方☞資料9「子どものほめ方のヒント」

3．親子タイムの時間づくりのヒント
　無理なく親子タイムをするためのスケジュール作り
（1）子どもの1日のスケジュール表を立ててみる（親子で）
（2）子どもが時間通りにできないことから（宿題，寝る準備など），まず決めていく
（3）一つひとつのステップに十分の時間をあてる（自分の子どもが実際にできる時間で！）

＊ゆとりをもってスケジュール作りをすれば，子どもは注意されずにやっていけます
＊親子とも「何かしなければ」「早くしなければ」と焦らなくてもよい時間を確保すること
＊親子とも楽しむことがコツ！

■おまけ：資料10〈「子どもの宿題とのバトル」〉
■ホームワーク：①親子タイムシート作り（日付け，内容，子どもと親の感想—シール可）
　　　　　　　　②親子タイムにチャレンジ！

資料8　親子タイム

　子どもの良い行動に上手に注目できるように，「親子タイム」を通して「注目する」と「ほめる」スキルの練習をしましょう（スキル：技術，やりかた）。

①子どもが9歳以下の場合は，1回15〜20分，放課後や夕食後などに，親子タイムを作りましょう。9歳以上の場合は，毎日決まった時間を選ぶ必要はありませんが，子どもがひとり遊びを楽しんでいる時などに，親子タイムを取り入れましょう。

②この親子タイムに，他の子どもは入れてはいけません。兄弟がいる場合は，他の家族にみてもらったり，他の子どもがじゃましない時間と場所を選んだりしましょう。

③「さあ，一緒に遊ぶ親子タイム（スペシャルタイム）だよ。何をしようか」と声をかけましょう。子どもは理由なく，「すること」を決めることができます。テレビ，テレビゲーム以外なら何でもOKです。

④まず，リラックスして子どものやっていることを数分間眺めてみましょう。それから適当なところで加わりましょう。なお，あなた自身が忙しいときには，けっして「親子タイム」を行ってはいけません。

⑤子どもの遊びを眺めながら，子どもがやっていることを声に出して言ってみましょう。まるで，スポーツキャスターの中継のように。そうすることで，子どもはあなたが自分の遊びに興味があることがわかります。

⑥「質問しない」「命令しない」ことがルールです。遊んでいる最中になにか教えるのもやめましょう。子どもは，すべて自分で決めていく権利があります。

⑦子どもがやっていることで，あなたがいいなと思ったことを，間髪入れずほめましょう。できるだけ，具体的に，気持ちをこめて（資料9「子どものほめかたのヒント」参照）

⑧もし，子どもが困った行動をしはじめたら，ただ背を向け，数分間他のところをみるようにしましょう（無視）。その行動が続いているようだったら，親子タイムは終わりだと告げ，部屋を出ていきましょう。「いいふるまいができるようになったら，また後で遊ぼう」と伝えましょう。

　もし，子どもが親子タイム中に，ひどく暴れたりしたら，普段どおりに叱りましょう。

⑨時間は15〜20分，最初の週は少なくとも週に2〜3回以上，2週目以降も無理のない計画で続けていくようにしましょう。

資料9　子どものほめかたのヒント

①視線を合わせて：子どもの目を見て，子どもが見返すのを待って
②近づいて：そばにいって，子どもと同じ目の高さで
③感情・動作をこめて：微笑んで，頭や肩に手をあてたり，抱きしめたりしながら
④タイミング：子どもの良い行動が始まったらすぐに，または直後に
⑤簡潔に，具体的に：子どもの行動をほめましょう。もちろんあたたかく，うれしそうに

＊ほめる言葉
「あなたが△△するとうれしい」「あなたが▽▽するのはいいと思う」
「▼▼ができてえらいね」
「こんなに―できて本当に大きくなったね」
「いい調子よ，わー，すごい，じょうず！」
「がんばったね」
「▲▲してくれてありがとう」

＊（―）のほめ方はけっしてしないように！
【×】「ちゃんとできたね。でも，どうして最初からそうしなかったの」
【△】「ほら，できると言ったでしょう，お母さんの言ったとおりでしょ」
＊9歳くらいからは，他の子に気づかれないようにさらりとほめましょう

資料10　子どもの宿題とのバトル

①あなた自身の学校，先生への態度が，子どもに影響を与えることがあります。学校生活での責任についてきちんと示しましょう。

②どのような環境で宿題に取り組んでいますか。多くの子どもは，自分の部屋よりも親が側にいるほうがよくできます。キッチンテーブルを使えるようにしましょう。もちろん，近くにテレビとかきの散るものは置かないようにしたほうがよいでしょう。

③必要なものはテーブルの上にそろっていますか。辞書，クレヨン，下敷き，テープ，のり，ノート，鉛筆，消しゴム，鉛筆けずりなど最初から用意しておきましょう。

④宿題をする時間を定めましょう。学校から帰って遊ぶ前，学童保育の時間，あるいは夕食後でテレビを見る前など，決まった時間を約束しましょう。

⑤子どもが興味をもてていることに良い注目をしましょう。宿題の内容をよく見て，一緒に見直しましょう。図書館などを利用する必要があるのならば，家族用カレンダーにその予定を書き込みましょう。協力をおしまないことです（もちろん，小言は言わずに）。

⑥宿題の教科が変わるたびに，短くても休憩時間をとりましょう。切り替えが必要です。もちろん，まず宿題，次に休憩です。

⑦あなたの負担を減らしましょう。先生によっては，宿題ができなかったら，休み時間にやらせて完成させてくれることがあります。このようなことは，あなたと子どもとの毎晩のバトルを減らすための非常に有効な手段です。先生と責任を分けられないか相談してみましょう。

　もし，宿題について何か問題が生じたら，その原因を考えてみましょう。
・子どもは宿題の内容をきちんと書き写していますか。宿題を持って帰っていますか。
・宿題をするのに必要な本やプリント，材料を持って帰っていますか。
・宿題を仕上げましたか。
・宿題をランドセルに入れましたか。
・宿題を先生に提出しましたか。

資料11　第5回　前半のふりかえり

■ウオーミングアップ：良いところ（エピソード）探し
■前回のつづき：親子タイム報告，親子タイムシート→何をしたか，難しかった点，工夫した点

■第1回　講義「AD/HDの誤解と理解」
　　　　・もともとは脳の未熟性，周囲の対応で二次障害・経過に差
　　　　オリエンテーション
　　　　・肯定的な親子関係づくりと子どもの適応行動の増加を目指す
　　　　・メンバーお互いのサポート機能も期待（聴いて，話して，分かちあう）
■第2回　子どもの行動の観察と理解
　　　　・子どもの行動の客観的な観察記録から，適切な行動へのヒントがみえてくる
　　　　・行動を4つの要因（子ども・親の特性，家族のストレス，前後の状況・対応）から考えて，きっかけとなる状況を変えたり，親の対応の仕方を変えてみたりする
　　　　・今できることから，スモールステップで，達成感をもたせていく
　　　　・ロールプレイにもチャレンジしました
■第3回　子どもの行動へのよい注目のしかた
　　　　・親子のやりとりを（＋）にもっていくために，「よい注目」を上手にしていく
　　　　・行動を3つのタイプ（好む＝増やしたい行動→ほめる，嫌いな＝減らしたい行動→無視・見守る，問題のある＝なくしたい行動→タイムアウト）に分ける練習（資料6「行動リスト」）
■第4回　親子タイムと上手なほめかた
　　　　・資料8「親子タイム」で（＋）の親子のやりとりを増やす
　　　　・資料9「上手なほめかたのヒント」で上手にほめる
　　　　・資料10「子どもの宿題とのバトル」で宿題の負担を減らす
■第5回　親子タイムと前半のふりかえり
　　　　・資料12「対応テスト」
　　　　ポイント これまでで，子どもの行動に良い注目をし，ほめる習慣がついてきましたか
　　　　ポイント マイナスの声かけ「あなたはいつも▲▲」「どうしてはじめから▽▽」は減りましたか

■これからは
　・子どもが従いやすい指示の出し方（状況，対応に注目して）
　・上手な無視のしかた　〈３つの行動への具体的対応のスキルアップ〉
　・トークンシステムとタイムアウト
　・親子タイムシートとトークンポイント表で親子のがんばり評価
　・ロールプレイにもどんどんチャレンジ
　・なんでも喋っちゃいましょう

■ホームワーク：親子タイムのある冬休み「良い注目＆ほめる習慣を！」

資料12　AD/HDをもつ子どもへの対応テスト（問題編）

Q1. 5歳の太郎くんは，朝時間がないのにぐずぐずして，まだ着替えている途中です。時間に遅れないように母親がすることは：
　a. 「早くしなさい」と何度も言う
　b. 着替えを手伝う
　c. 「靴下がはけてえらいね」と今できていることをほめ，次に何をするか具体的に指示する
　d. 「すぐ着替えないと朝ごはん抜きですよ」ときっぱり言う

Q2. あなたが車の運転中，車の後部座席に乗っている8歳の二郎くんが友だちとふざけて大騒ぎしはじめました：
　a. 「おとなしくしないとどうなるかわかっているね」と叱る
　b. けんかしているわけではないので放っておく
　c. 車を側道に止め，「静かになるまで車を発車しません」とだけ言う
　d. お菓子を与えて静かにさせる

Q3. 9歳の三郎くんがゲームソフトをなくし，泣きながら本棚の物をひっくり返して探していましたが，しばらくしてあきらめてブツブツ言いながら片づけ始めました：
　a. 本棚の物を散らかしたことを厳しく注意する
　b. ゲームソフトをなくしたのは自分の整理整頓が悪いのだから，文句を言ってはいけないと繰り返し説明する
　c. 「ちゃんと片づけているね，でも最初からそうするべきだったよ」と話す
　d. 気持ちをコントロールして，片づけていることをほめ，文句には耳を貸さない

Q4. 6歳の花子ちゃんは授業開始して20分くらいすると気が散りだして，立ち歩いてトイレに行ったり，図鑑をとりに行ったりします：
　a. 根気よく座っていられるように，こんこんとさとす
　b. 他の生徒のじゃまにならないように，後ろの席にする
　c. クラスの他の生徒全員に「花子ちゃんはAD/HDだから」と説明する
　d. 前の席に変えて，気が散る前にそっとサインを送るようにする

AD/HDをもつ子どもへの対応テスト〈ポイント編〉

Q1. 5歳の太郎君は朝時間がないのにぐずぐずして、まだ着替えている途中です。時間に遅れないように母親がすることは：
  a. 「早くしなさい」と何度も言う→せかしても無効
  b. 着替えを手伝う→自分で着替えさすのが目的のはず
  c. 「靴下がはけてえらいね」と今できていることをほめ，次になにをするか具体的に指示する→良い注目と明快な指示がポイント◎
  d. 「すぐ着替えないと朝ごはん抜きですよ」ときっぱり言う→体罰はダメ

Q2. あなたが車の運転中，車の後部座席に乗っている8歳の二郎くんが友だちとふざけて大騒ぎしはじめました：
  a. 「おとなしくしないとどうなるかわかっているね」と叱る→あやふやな指示は通じない
  b. けんかしているわけではないので放っておく→危険な行為ですので放置はダメ
  c. 車を側道に止め，「静かになるまで車を発車しません」とだけ言う→どうすべきかを告げた後，無視する◎
  d. お菓子を与えて静かにさせる→お菓子が欲しさに暴れるようになる

Q3. 9歳の三郎くんがゲームソフトをなくし，泣きながら本棚の物をひっくり返して探していましたが，しばらくしてあきらめてブツブツ言いながら片づけ始めました：
  a. 本棚の物を散らかしたことを厳しく注意する→せっかく良い行動を始めたのが水の泡
  b. ゲームソフトをなくしたのは自分の整理整頓が悪いのだから，文句を言ってはいけない，と繰り返し説明する→くどくどとした説明は無効
  c. 「ちゃんと片づけているね，でも最初からそうするべきだったよ」と話す→マイナス気分の残るほめ方は避ける
  d. 気持ちをコントロールして，片づけていることをほめ，文句には耳を貸さない→細かい文句は無視，良い行動を具体的にほめる◎

Q4. 6歳の花子ちゃんは授業開始して20分くらいすると気が散りだして，立ち歩いてトイレに行ったり，図鑑をとりに行ったりします：
  a. 根気よく座っていられるようにこんこんとさとす→本人にとってもっともつらい対応
  b. 他の生徒のじゃまにならないように，後ろの席にする→余計に気が散る

c．クラスの他の生徒全員に「花子ちゃんはAD/HDだから」と説明する→診断名を出すのは避けるべき
d．前の席に変えて，気が散る前にそっとサインを送るようにする→「ほめられてもうひとがんばり」の積み重ねが大切◎

資料13　第6回 子どもが従いやすい指示の出し方

> ■ウォーミングアップ＆ホームワーク報告：親子タイムで良いところさがし，親子タイムシート〈良い注目はできましたか？　たくさんほめましたか？〉
> 　⇒プラスの親子のやりとりが増えることで，指示が通りやすくなってきます

1．なぜ指示に従いにくいのか（AD/HDの特性を思い出して）
　① 耳からの情報入力が入りにくい
　② 「やらなければならない」という動機づけが弱い
　　（場に応じた行動より自分の興味・欲求が優先）
　③ やりだしても途中で気が散ってしまう
　④ 指示通りにできて，ほめられてうれしいという体験が少ない

2．従いやすい指示を出すためのテクニック

> 1）注意をひく→2）基本はCCQ→3）ブロークンレコードテクニック→4）ほめて終了

1）注意をひく/予告→指示を出す
（1）いったん手を止めて，あなたが子どもの側に行くか，子どもを側に呼びましょう
（2）子どもの気を散らす周囲にあるものを取り除きましょう
（3）視線を合わせ，ちゃんと聞いているか確認しながら
（4）指示をまず予告します。「あと5分」「あと数回したら」と今の行動を許可します
（5）指示をはっきり，短くわかりやすく言いましょう。お願い調，説教調，小言風はダメ
　　一度にいくつも指示せず，複雑な指示はいくつかの段階に分けます
　　指示を子どもに復唱させるのも有効です
（6）指示に従い始めた時点でまずほめます
　例：【○】「太郎，5分たったら（時計を確認させる）着替えて出かける用意をしなさい」
　　　　→（5分後）「5分たったよ，今すぐ用意しなさい」
　　　【×】「二郎，そろそろ服を着てくれるかな」→（子どもはしらんぷり）
　　　【×】（子どもがやっと着替えた）→「急ぎなさい，あなたがさっさとしていたら今ごろお友だちと遊べていたんだよ」

2）"CCQ"を心がけましょう

C：Calm；穏やかに	あなた自身が穏やかに
C：Close；近づいて	もう少し子どもに近づいてみましょう
Q：Quiet；落ちついた声で	声のトーンをおさえて、はっきりとした口調で

（1）何度も指示を繰り返す必要があるかもしれないことを予想しましょう
（2）子どもが指示に従うまでもう少し時間を与えましょう
　　（指示に従わないなら）視線をそらして、その場を立ち去りましょう
　　子どもの行動を無視しながら待って、指示に従うかどうかを見守りましょう
（3）もう1～2回、CCQで催促してみましょう
（4）もし子どもが指示に従ったら、その時点で良い注目をしてほめてあげましょう
　　（従い始めたらすぐ、指示どおりしているとき、指示を完了したとき）
（5）もし子どもがどうしても指示に従わないのなら、「警告」を与えます

＊AD/HDをもつ子どもの特徴をふまえ、わかりやすい、達成しやすい指示から始めます
＊指示される前に子どもが自分から仕事やお手伝いをしたら、思いっきりほめましょう

3）壊れたレコードテクニック（Broken Record Technique）
（1）ブロークンレコードとは、子供が指示に従うまで、単調に指示を繰り返す方法です
（2）このテクニックを使うのは、子どもがあなたと議論（口答え）したり、指示に従わない言いわけをした時です
（3）子どもが余計にいらいらして指示をきかなくなったり、逆ブロークンレコードで応戦してきたりしたら中止し、警告を与えます
（4）ブロークンレコード・テクニックの使い方
　　①穏やかさを保つ
　　②指示を同じ言葉で、正確に繰り返します
　　③せかさない
　　　あなたが喋る前に子どもの口答えが止まったら、少し待ちましょう
　　④口調は落ちついた感じで
　　　あなたが子どもの口答えに耳を貸さないことを伝えましょう

4）指示に従ったら，忘れずにほめて終了します
例：親「たかこ，寝る時間ですよ」
　　子「でもまだ8時半だよ」
　　親「寝る時間ですよ，たかこ」
　　子「8時半に寝にいく子なんてクラスに誰もいないよ」
　　親「寝る時間ですよ，たかこ」
　　子「そんなのずるーい」
　　親「寝る時間ですよ，たかこ」
　　子「他の子はみんな9時半まで起きているよ」
　　親「寝る時間ですよ，たかこ」
　　子「わかったよ，だからそのしつこい『もう寝る時間ですよ』っていうのを
　　　　やめろよ」
　　親「ありがとう，たかこ。少ししたら，おやすみなさいを言いにいくからね」

■ロールプレイにチャレンジ
　①子どもの行動観察（家庭状況版）をみてみましょう
　②状況セットアップ，セリフも決めて
　③4つのポイント〈予告，CCQ，ブロークンレコードテクニック，ホメル〉
　＊モデリング（実演/ビデオ）をみて，さあやってみましょう！
　　・テクニックを習得する，子どもの気持ちになってみる

■ホームワーク：① 指示―子どもの反応―次にどうしたかシート
　　　　　　　　② 親子タイム

資料14　第7回　上手な無視の仕方

> ■ウオーミングアップ：親子タイムで良いところさがし
> ■前回のふりかえり：子どもが従いやすい指示の出し方（予告，CCQ，ブロークンレコード・テクニック，ほめる）
> ■ホームワーク：指示―子どもの反応―次にあなたはどうしたか

1．子どもの行動を3つのタイプに分けて，一貫した対応をする（復習）
  ① あなたが好む，増やしたい行動〈ほめる〉
  ② あなたが嫌いな，減らしたい行動〈無視する（過剰に反応せず，見守る）〉
  ③ 問題行動，なくしたい（許しがたい）行動〈警告→タイムアウト〉

2．上手なほめかた　〈好ましい行動を増やす〉（資料9「子どものほめ方のヒント」より）
1）上手なほめかたのコツ
  ① 視線を合わせて：子どもの目をみて，子どもが見返すのを待って
  ② 近づいて：子どものそばにいって，同じ目の高さで
  ③ 感情・動作をこめて：微笑んで，頭や肩に手をあてたり，抱きしめたりしながら
  ④ タイミング：子どものよい行動が始まったらすぐに，または直後に
  ⑤ 簡潔に，しかしどの行動をほめているのかをはっきりと伝えること

  ポイント 子どもではなく，子どもの行動を具体的ほめる
  　　　　【×】「いい子ね」
  　　　　【○】「▽▽ができてえらいね」

2）「たくさんほめられた→トークン（ごほうび）もらえた」という行動の強化もときに必要

3．上手な無視の仕方〈してほしくない行動を減らす〉
1）親の言葉や行動（無視）が，子どもに自分の行動がよくないことを気づかせる
  ポイント 子どもの存在を無視，放っておくのではなく，子どもの望ましくない行動を無視する
  ポイント 「無視」は「ほめること」を併用してこそ，効果が期待できる
  ＊資料15「行動リストの連続性」に注目

2）無視の仕方のコツ
　①目をそらして：子どもへの注目を外す
　②態度で示す：「無視すべき行動」に対して，微笑まない，喋らない，身体の向きを変えるなどで，その行動を好ましく思っていない・してほしくないことを伝える
　③感情的にならない：ため息，怒りの表情はだめ
　④何か他のことをすることで，あなた自身の感情コントロールを試みましょう
　　例：雑誌をみる，大きく深呼吸してゆっくり10数える，家事を黙々と続けるなど
　⑤タイミング：してほしくない行動が始まったらすぐに無視する
　　　　　　　　あなたの無視する行動が止まったら，すぐにほめましょう
　〈無視中は，放ったらかすのではなく，少し距離おいても目は離さない〉

＊ある行動を無視しようとするときには，代わりにどんな行動が好ましいのか子どもに知らせる・無視のスタートを宣言するようにしましょう

■例：子「コーラが欲しいよ，コーラがほしいよ！（叫び声）」
　　　　　　　―無視―
　　　子「コーラ欲しいよ！」
　　　親「あなたが静かに言えるまでは，聞きません」
　　　子「コーラが欲しいよー！」
　　　　　　　―無視―
　　　子「（静かな口調で）コーラくれない？」
　　　親「私はそんな丁寧な言い方が好きよ。（子どもはコーラを手に入れる）」

＊ブロークンレコード・テクニックも無視＋ほめるテクニックを使用しています
＊あなたが「無視」をしはじめたら，最初は子どものへらしたい行動が増えることがよくあります。腰をすえて無視を続けてください。その行動がさらに激しい問題行動となってきたら，次の「限界設定」が必要になります。

4．「子どもにじゃまされずにあなたの用事をするには」（資料16）

■ロールプレイで練習：①行動リスト参考にして
　　　　　　　　　　　②状況設定
　　　　　　　　　　　③さあ，トライ！〈上手に無視する／ほめる〉

■ホームワーク：無視した行動―どう無視したか―そのあとシート

資料15　行動リストでみる連続性

増やしたい 好ましい行動 〈ほめる〉	へらしたい 好ましくない行動 〈無視〉（ほめるを併用）	なくしたい 許しがたい行動 〈警告→タイムアウト〉
朝の用意を言われなくても自分で用意できた	朝の登校前，ごろごろしてなかなか着替えようとしない	朝の用意をするように叱られ，「うるさい」と物を投げた
約束の時間内でTVゲームをやめた	何度言われても，「あと5分」とTVゲームをやめようとしない	TVゲームを無理に片づけようとされ，取り返すまでたたいたり蹴ったりした
朝にジュースをせがんだが，「朝はだめ，おやつならいい」と言われ牛乳を飲んだ	朝から「ジュースが欲しい」とぐずぐず言う	「ジュースはだめ」と言われ，ものを投げつけた
朝TVをつけたが，「つけない約束でしょ」と母親が消すと，素直に従った	朝TVつけようとして母親に注意され，妹にあたった	

・良い注目，ほめることで，好ましくない行動がへる
・家庭に本人の納得するルール（約束）があると，指示が通りやすくなる
・無理強いは，かえって許しがたい行動を助長してしまう

資料16 子どもに邪魔されずにあなたの用事をするには

　子どもの行動観察（家庭状況版）を思い出してみてください。あなたが家事で忙しかったり，電話で話をしたり，誰か家に訪問者がいるときに，子どもが邪魔をしたり，言うことをきかなくて困るという経験をしたことがありませんか。子どもが1人ひとりで遊べるようになることは，子どもが指示に従うようになることと同じように大切なことです。

①ふだん子どもがあなたから離れている時に（＋）の注目をしましょう。
②はっきりと2つの指示を出しましょう。
　「お母さんは，今，△△しなければならないから，邪魔しないでね」，と「あなたは▽▽していてね」と，邪魔をしないことと，何をするかを伝えることです。
③子どもが1人で遊び始めてしばらくしたら，やっていることを一時やめて子どものところに行き，邪魔をせずに1人でできていることをほめましょう。
④やっていることに戻ってしばらくしたら，また一時中断して子どものところに行ってほめましょう。そうして，子どもに邪魔しないこと，言われたことをすることを思い出させます。
⑤子どものところにほめに行く時間の間隔を少しずつ長くします。
⑥もし，子どもがやっていることから離れてあなたを邪魔しそうになったら，すぐにやっていることを中断して子どものところに行き，邪魔しないでいることをほめましょう。同時に再度子どもに課題に向かうように指示します。ただし，子どもの興味のわく楽しい活動を。
⑦最初は，やっていることを中断して子どもを頻繁にほめに行かなければいけません。しかし，次第に子どもをほめに行く頻度が減っても，あなたが邪魔されずに用事ができる時間が増えてきます。
⑧忘れずに，子どもが邪魔せずに何かできていることを定期的にほめましょう。
⑨あなたが用事をすませたらすぐに，子どもを思いっきりほめましょう。

> **資料17**　第8回（前半）
> なくしたい行動とリミットセッティング（限界設定）

■ウオーミングアップ：良いところさがし
■前回のふりかえり：上手なほめかたと無視の仕方 ＋ロールプレイ！
■ホームワーク：無視した行動―どう無視したか―そのあとシート

1．リミットセッティング（限界設定／行動に制限を加える）
1）リミットセッティングのための条件とは？
　ほめるスキルと，無視するスキルがマスターできていること！
　＊ほめる―ほめられる親子関係と上手な無視で好ましくない行動を十分に減らしておく
　＊トークン表などで，「好ましい行動」と「許しがたい行動」を明確化，家庭内のルール作り
2）最初のポイント：どの問題行動にねらいを定めるか
　まず，1つの行動をコントロールしてから，次の問題行動に移っていく
3）警告（イエローカード）
　①指示を出されると，引き延ばしたり，話をそらしたりする子どもがいます
　　■例：「すぐやるから」「お母さんなんか嫌い」
　　　　　「なんでそんなことしなければいけないの」
　②警告は指示を通しやすくするために使う
　　・警告は1回だけ（思い出させるための指示は繰り返し可）
　　・ペナルティの内容を明確に伝える
　　・子どもに指示に従うチャンスを与え，自ら選択した結果として責任を負わす
　　■例：子どもがブロックを投げた
　　　【正】「もしブロックを投げ続けたら，それを20分間片づけてしまうよ」
　　　【誤】「それをやめないと何が起こるかわかっているね」
　　　　　　（×：あやふやだと約束にならない）
　　　例：子どもが3回指示を出されても，宿題をしようとしない
　　　【正】「今すぐ宿題を始めないと，今晩のTVゲーム禁止ですよ」
　　　【誤】「宿題しなさい。さもないと週末は外で遊ばせませんよ」
　　　　　　（×：長すぎる罰は怒りのみ残す）
　　　■ヒント：警告の前に「今宿題始めたら，夜にTVゲームできるのになー」と
　　　　　　　　「○○したら，△△できる」と（＋）の言葉で誘うのも1つ手です。
　③警告によって望ましい行動に変わったら→もちろんほめます！

4）公共の場でのリミットセッティング
　①起こりうる問題行動を予測しておく
　②公共の場（買い物など）に入る前に，あらかじめ，子どもと約束ごとを決めておく
　③「約束」と「誤った行動の結果何が起こるか」を理解できているかどうか確認する
　　　■例：「約束を覚えている？　ジョー」
　　　　　→もし覚えていればほめる
　　　　そうでなければ
　　　　　→「私の手の届く範囲にいなさい，私の許しなしに何もさわってはいけません」などと念を押す
　④ちゃんと約束を守れていれば，くり返し繰り返しほめる
　⑤約束を破ったら，ただちにタイムアウトを行う（または帰宅後のタイムアウトを伝える）
　　　■ヒント：前もって，「約束守れたら，○○できる」とトークンを約束しておくのも有効です。

2．タイムアウト（罰則・レッドカード）
1）タイムアウトの考え方
　①何かとられたくないもの（または特権）を取り去る（トークン表の減点も可）
　②警告に従わなかったら，ためらわずに行う（ここぞ，とねらい定めて）
　③罰則時間は短く：たとえばTVゲーム15分禁止，いすに静かに5分座るなど
　④ワンパターンにならないようにする，タイムアウトは節約すること
　⑤身体的痛みは，けっして与えないこと
　⑥いったんタイムアウトの時間が終わったら，水に流す。
2）タイムアウトを行う前に
　①タイムアウトを行う場所を決める（ホールの椅子やコーナーなど）：目の届くところで，暗くなく，閉じ込めず，危険なもの（ガラスなど）や楽しいもののないところがよい
　②タイムアウトの時間を定め，タイマーなどできちんと測る（カウントは厳密に）
3）タイムアウトの行い方：→実際の練習は次回第9回に行います
　①子どもに不適切な行動を止めるように，冷静な口調で（親自身が落ちついて），きっぱりと指示する
　②もしその行動が止まったらほめる
　③止まらなければ
　　→警告（イエローカード）〈きっぱり，ペナルティを具体的に告げる〉

→ここで行動が止まってもほめる
　　止まらなければ
　→タイムアウト（レッドカード）
　■例：「ちゃんと妹と遊びなさい，今すぐいじわるを止めなさい，そうしな
　　　　いとタイムアウトですよ（と言って5秒間カウントする）」
　　　「これは警告です。もしまた妹の人形をとったら，5分間タイムアウ
　　　　トですよ」
④タイムアウトが終わったら，さらに責めたり，あるいはなぐさめて抱きしめ
　たりはしない。別の望ましい行動を軽く指示し，それができればほめるのは
　よい（さらに責められると，タイムアウトを守る意味がない，最後になぐさ
　められると悪い行動が強化されてしまう）。

＊なかなかタイムアウトに従わないとき
　屁理屈→無視，口論→ブロークンレコードテクニック，拒否→罰を重くする，
　ときには父親の協力が必要
　■例：「今タイムアウトに従わなかったら，トークン2倍減点だよ」
　　　「今だったら5分間のタイムアウト。でもお父さんが帰ってきたら，
　　　　10分間だよ」

資料18 第8回（後半） トークンシステム（ごほうび）

1．試験的な記録表を作ってみましょう
　①あなたが子どもに，日ごろもっと増やしてもらいたいと思っている行動を具体的に5〜10個ピックアップしてみましょう
　　＊朝のしたくや夜寝る前など時間帯を特定すると選びやすいです
　②選んだ行動を時間の流れにそって並べてみましょう
　　＊できやすい行動，あと少しでできそうな行動も入れるのがコツ
　③1週間，試しに記録してみましょう（まだ子どもに見せずに）
　　＊できるのにどれだけ周囲の手助けが必要であったかメモしておきましょう

2．子どもと一緒に，トークン表を作ってみましょう（表5「トークン表サンプル」参照）
　①項目は，自分で決めて，自分で責任もって実行する，その結果としてトークンがもらえることを説明します（親が，試験的な記録表を思い出しながらアドバイスしていきます）
　②トークンが得られやすいように項目を工夫します
　③楽しみでやる気のでるトークンを設定します
　④毎日，できたことを視覚的に確認して，自信をもてるようにします（シール，はなまるなど）
　⑤同時に，好ましい行動とやめるべき行動を明らかにしましょう
　　＊減点ポイントを入れるかどうかは，親子で相談して決めてください
　　＊減点ポイントは，多くて3つまでがよいでしょう
　　＊減点しても，得点がたまるように全体の項目を決めていくのがコツ

3．トークン表を実行してみましょう
　①家の目立つところに，トークン表を貼りましょう
　②子どもがうまくできたときには，すぐほめましょう（時間があれば，その場でシールをはる）
　③うまくできるために，声かけや励ましをしましょう
　④子どもがやろうとしないことには，叱責せずに無視します
　⑤1日の終わりに，子どもと一緒にできた行動をチェックしてみましょう
　　＊できなかったことについては，くどくど言わず，「明日チャンスがある」
　　＊できたことに注目してほめましょう
　　＊親も一緒にできたこと，がんばりを喜ぶのがコツ

4．トークン表の疑問はありませんか？
・飴と鞭ではありません，適応行動の積み重ねです
・トークンは品物でも，週末の特典でも可
・トークンそのものより，トークンを介しての親子のプラスのやりとりが重要です

■ホームワーク：警告―子どもの反応―次にどうしたかシート
　　　　　　　　トークンポイント表づくり（仮スタート）

資料19 第9回 ほめ方，無視の仕方，タイムアウトのまとめ

■ウオーミングアップ：トークン（ごほうび）表報告
■ホームワーク報告：リミットセッティング（警告―反応―どうしたか）シート

1．上手なほめかた
シンプルに，タイミングよく，良い行動について具体的にほめる

2．無　視
過剰に反応せずに少し距離をおいて見守り，子どもに好ましくない行動を気づかせる，好ましくない行動のみ無視する，必ずほめることと併用する

■ポイント

	ほめ方	無視のしかた
視　線	目を向ける・同じ目の高さで	目をそらす
態　度	暖かく・うれしそうに	微笑まない・身体の向きを変える
感　情	感情こめて・動作もこめて	ため息や怒りの表情はだめ・感情こめず
タイミング	良い行動が始まったらすぐに	してほしくない行動が始まったらすぐに
ポイント	子どもの行動をほめる・（―）のほめ方はしない	無視すべき行動が止まったらすぐほめる

3．タイムアウトの仕方にチャレンジしましょう【ロールプレイ】
1）なくしたい問題行動をまずピックアップ（H.W.から）
2）前回の「タイムアウトの行い方」を思い出して（図1）

```
                    ┌─────────────────┐
                    │     指  示      │
                    └─────────────────┘
       〈注意をひいて，視線を合わせて，短くわかりやすく，きっぱりと〉
                    ↓☞ 行動止まればほめる
                    ┌─────────────────┐
                    │ 止まらなければ再度指示 │
                    └─────────────────┘
              〈CCQ忘れずに―穏やかに，近くで，静かに〉
                    ↓☞ 行動止まればほめる
                ┌───────────────────────┐
                │ 止まらなければ警告（イエローカード）│
                └───────────────────────┘
                    〈具体的に，警告は1回だけ〉
                    ↓☞ ここで行動止まってもほめる
                    ┌─────────────────┐
                    │ タイムアウト（レッドカード）│
                    └─────────────────┘
              〈ペナルティはきっぱり，短く，効果的に〉
```
＊タイムアウトが終わったら，くどくど説明したり，なぐさめたりしない

図1　タイムアウトの行い方

3）ロールプレイにチャレンジ
4）良かったところ，良かったけれどさらに工夫できそうなところを皆であげましょう
5）とりいれる改善ポイントを決定
6）もう一度トライ
7）フィードバック―良かったところ

4．タイムアウトがなさそうな方
　指示の出し方か無視の練習！　【ロールプレイ】

■ホームワーク：トークンポイント表を続けてください（修了式まで）
　　　　　　　　タイムアウトシート（機会があれば）
　　　　　　　　ほめた行動―どうほめたかシート（再）

資料20　第10回　これまでのふりかえりとこれからのこと

1．まとめ
1）ミニ講義:「ADHDの誤解と理解」＊1
　プログラムオリエンテーション：ADHDを理解することで，育て方のツボを押え，よりよい親子関係づくりと子どもの適応行動・自信の獲得を目指す＋サポートグループ機能
2）子どもの行動の観察と理解：【ロールプレイ（いつもの感じで）】→皆がんばりました
　子どもの行動を4つの要因（子ども・親の特性，家族のストレス，前後の状況）から分析する
　　→その状況やきっかけを変えたり，親の対応を工夫したりして，行動を修正していく　＊2
3）子どもの行動へのよい注目の仕方：
　良い注目を上手にする，「良いところ探し」
　　→親子のやりとりが（＋）にむく　＊3
　行動の3つのタイプ分け（好む＝増やしたい行動，嫌い＝減らしたい行動，許しがたい＝なくしたい行動）に分ける練習と，それに合わせた対応をする練習
4）親子タイムと上手なほめ方：
　親子タイムとして，こどもが好きなように遊びながらほめられる時間を親子でもつことで，親子のやりとりがスムーズになり，ほめる―ほめられることが習慣化する＊4
　タイミングよく，具体的に，そして感情込めてほめましょう（ただし9歳以上はさりげなく）＊5
5）前半ふりかえり
　子どもの行動の良い面に目がいくようになりましたか？　対応テストをしました。
6）子どもが従いやすい指示の出し方：【ロールプレイ】
（1）注意をひいて（側に行って，視線を合わせて），指示の予告（例：「あと5分」）
（2）指示（お願い調でなく，短く，わかりやすく，きっぱりと）＊6
（3）CCQで催促（穏やかに，近くで，静かに）　＊7
（4）ブロークンレコード・テクニック　＊8
　　→　指示に従ったら，すぐほめるのを忘れずに
7）上手な無視の仕方：【ロールプレイ】
　「無視」とは放っておくことではなく，好ましくない行動を伝え，代わりにどんな行動が望ましいのか伝えるために，少し距離をおいて見守ること。また無視は必ず「ほめること」と併用しないと有効にはたらかない　＊9

8）トークンシステム（ごほうび）とタイムアウト：
指示に従わなかったら，まず警告を与え，それにも従わなかったらタイムアウト　＊10
タイムアウトのあとは，くどくど説明したり，なぐさめたりせず，さらりと水に流す
9）ほめかた，無視の仕方，タイムアウトのまとめ：【ロールプレイ】←上達していました！

＊1：AD/HDは発達段階のなかでの脳生理学的なアンバランスであるにもかかわらず，「わがまま」とか「親の育て方が悪い」とか誤解されがちです。また，学習障害，友人関係の悪化，自信喪失など二次的な障害を生じないような周囲の理解と援助が必要になります

＊2：AD/HDの子どもの行動そのものに働きかけて変えようとするのは，その衝動性（コントロール不良）のため困難です

＊3：AD/HDの子どもは，親の肯定的な反応を引き出さないような行動をとりがちです

＊4：子どもに伝わりやすいように，あなたがいいなと思ったことをすぐに具体的にほめましょう。またけっして否定的なコメントをはさまないように。
【×】「ちゃんとできたね，でもどうして最初からそうしなかったの」）

＊5：子どもの良い行動が始まった時点でほめることと，どの行動をほめているのかはっきりと伝えることが大切です

＊6：AD/HDの子どもは聴覚の短期記憶が弱いことが多く，明快な指示が必要です

＊7：あなたが興奮すると子どもも興奮したり，指示に従わなくなったりします。また，大声は聞き取りにくい子どももいます

＊8：このテクニックには，合う子と合わない子がいます（タイプ，性差，年齢）

＊9：AD/HDの子どもは，ビックリするほど，ほめられたり，トークンがもらえることが大好きで，わかりやすい目標をあげるとよくがんばります。逆に無視されるのは嫌いです（悪いことをして注目されることを好むほどです）

＊10：タイムアウトは，トークンシステムと組み合わせて本人の特権を取り去るようにするのがコツです。「良い行動＝ほめられる→トークン（ごほうび）」と「悪い行動＝警告→止めなければタイムアウト」のパターンを家庭のルールとして作っていくようにします

２．第10回　学校との連携（資料21「学校連絡シート」参照）
（１）学校での短期・長期の行動目標をあげてみる（できれば担任と相談して）
（２）短期の行動課題について，行動連絡シートに記入し，１週単位で担任に渡し，毎日チェックしてもらう
（３）シートを参考にして先生と定期的に話し合う

３．ふりかえり
（１）ほめた行動（第２回と今回の比較）
（２）家族の自信度アンケート再記入→比較してみましょう

４．これからのこと
（１）訓練後評価の協力お願いとブースターセッション
（２）AD/HDフォローの会（３月に１回）で会いましょう！　その前に修了式!!
　　　（３月26日）

資料21　学校連絡シート

名前

〈長期ゴール〉（今学期／学年の目標となる行動課題）：

日付：　　月　　日　　曜日　　　　◎できた　　○少しはできた　　△できなかった

目標行動	午前中	昼休み	午後

コメント：　　　　　　　　　　　　　　　　　先生のサイン：
　　　　　　　　　　　　　　　　　　　　　　おうちのサイン：

日付：　　月　　日　　曜日　　　　◎できた　　○少しはできた　　△できなかった

目標行動	午前中	昼休み	午後

コメント：　　　　　　　　　　　　　　　　　先生のサイン：
　　　　　　　　　　　　　　　　　　　　　　おうちのサイン：

日付：　　月　　日　　曜日　　　　◎できた　　○少しはできた　　△できなかった

目標行動	午前中	昼休み	午後

コメント：　　　　　　　　　　　　　　　　　先生のサイン：
　　　　　　　　　　　　　　　　　　　　　　おうちのサイン：

日付：　　月　　日　　曜日　　　　◎できた　　○少しはできた　　△できなかった

目標行動	午前中	昼休み	午後

コメント：　　　　　　　　　　　　　　　　　先生のサイン：
　　　　　　　　　　　　　　　　　　　　　　おうちのサイン：

日付：　　月　　日　　曜日　　　　◎できた　　○少しはできた　　△できなかった

目標行動	午前中	昼休み	午後

コメント：　　　　　　　　　　　　　　　　　先生のサイン：
　　　　　　　　　　　　　　　　　　　　　　おうちのサイン：

資料22　家族の自信度アンケート

　　子どもさんの名前　　　　　　　　　　　　　　　　　　記入年月日
　　家族の方（参加者）の名前

　　以下のことがらについて，あなたはどれだけ自信がありますか。
　「1（全く自信がない）─3（どちらともいえない）─5（絶対に自信がある）」
の間で，今の気持ちに最もあてはまる数字1つに○をつけてください。なお，
「本人」とは訓練対象の子どもさんのことです。
（Q7とQ8は，お子さんがお薬を飲まれている方のみお答えください）

Q1．本人の成長をあせらずに見守る	1－2－3－4－5
Q2．本人にAD/HDがあることを受け入れる	1－2－3－4－5
Q3．本人に自分自身でできることをやらせる	1－2－3－4－5
Q4．1日1回以上本人をほめる	1－2－3－4－5
Q5．本人のリラックスできる場をつくる	1－2－3－4－5
Q6．本人の仲間作りを助ける	1－2－3－4－5
Q7．AD/HDの薬とその副作用について理解している	1－2－3－4－5
Q8．本人がきちんと薬を飲むよう援助する	1－2－3－4－5
Q9．本人の不適応行動に対応する	1－2－3－4－5
Q10．本人の問題で学校に対して適切な対応をする	1－2－3－4－5
Q11．本人のAD/HDのことであなた自身を責めることを減らす	1－2－3－4－5
Q12．本人に関するあなたの不安を減らす	1－2－3－4－5
Q13．あなた自身の健康や楽しみのために時間を使う	1－2－3－4－5
Q14．本人の行動による家庭内のいさかいを減らす	1－2－3－4－5
Q15．本人に対する援助を他の家族にも行ってもらう	1－2－3－4－5
Q16．あなた1人で悩まずに，心配事は家族や友人に相談する	1－2－3－4－5
Q17．同じような問題をもつ子の家族と気持ちを共有する	1－2－3－4－5
Q18．必要なときに医療，教育，相談期間を利用する	1－2－3－4－5
Q19．本人の行動，考えが理解できる	1－2－3－4－5
Q20．本人と一緒にいて楽しい	1－2－3－4－5

（小林清香，伊藤順一郎ら，「摂食障害の家族への心理教育的グループプログラムの試み」家族療法研究19：p.62-68，および大川希ら，「統合失調患者の地域生活に関する自己効力感尺度（SECL）の開発」精神医学43：p.727-735を参考に藤井らが作成したものを許可を得て掲載）

資料23　「親訓練教室」訓練前 調査表チェックリスト

1. 親の方について
   - ☐ GHQ（参加されるお母さんの様子についてお答えください）＊
   - ☐ 家族のストレス調査票　（同上）
   - ☐ 家族の自信度アンケート（同上）＊

2. 子どもさんについて
   - ☐ 社会的スキル尺度（子ども自身が記入，質問がわかりにくければヒント可）＊
   - ☐ 心の元気度調査票（子ども自身が記入，質問がわかりにくければヒント可）＊
   - ☐ PFスタディ（欲求不満度テスト）改訂版（子ども自身が記入，ヒント不可）＊
   - ☐ AD/HD行動評価尺度（AD/HD－RS）（親用）＊
   - ☐ 同上（教師用）　＊
   - ☐ 行動チェックリスト（CBCL）（親用）
   - ☐ 行動チェックリスト（TRF）（教師用）

3. 親子について
   - ☐ TK式親子関係テスト
   - ☐ 子供の行動観察（対応版）
   - ☐ 子供の行動観察（状況版）

　　　　　　　　　　　＊については，訓練終了後にも行います。

○大変ですが，上記☐を完成して，第1回（10月23日）にお持ちください。
○書き方がわかりにくい場合，10月23日にスタッフにご質問ください。

　　　　　　　　　　　　　ご協力ありがとうございました。

資料24　評価尺度

（1）　AD/HD　RS-Ⅳ（山崎ら）：ガイドライン，p.245-246参照

（2）　CBCL（子どもの行動チェックリストChildren Behavior Check List, Achenbach）：ガイドライン，p.247-255参照

（3）　GHQ60（General Health Questionnaire, Goldberg, 中川泰彬訳）：日本文化科学社

（4）　DSRSC（Depression Self-rating for Children 子どもの心の元気度, Birleson, 村田豊久・訳）：臨床精神医学講座；4・気分障害（p.501-515），中山書店

（5）　日本版P-Fスタディ児童用・改訂版：秦一士・笹川宏樹ら，1999日本版P-Fスタディ（児童用）の再標準化の研究；原日本版の検討と図版の改訂について，人間科学年報（甲南女子大学），23，3-13

（6）　自己評定社会的スキル尺度：渡辺ら，2000，第26回日本行動療法学会大会論文集

資料25　ペアレント・トレーニングが受けられる機関

1．病院関係
①国立精神神経センター精神保健研究所　児童部
　千葉県市川市国府台1-7-3　Tel：047-372-0141　Fax：047-372-2900
　＊対象は国立武蔵病院児童精神科を受診している児に限定
②まめの木クリニック・発達臨床研究所
　東京都江戸川区東小岩5丁目33-23　Tel&Fax：03-3671-5360
　＊診療の一環として実施。ペアレント・トレーニングのみの参加は受けない。
③肥前精神医療センター
　佐賀県神崎郡東背振村三津160　Tel：0952-52-3231　Fax：0952-53-2864
　＊UCLA版とは異なる肥前方式親訓練プログラムのAD/HD用オリジナル版
④大阪医科大学LDセンター
　大阪府高槻市大学町2-7　Tel&Fax：072-684-6236
⑤新潟県立吉田病院「子どもの心診療科」(予約制)
　新潟県西蒲原郡吉田町大保町32-14　Tel：0256-92-5111　Fax：0256-92-2610
⑥やぎうちクリニック
　福島市新町3-30　Tel：024-522-7733　Fax：024-522-8821
⑦あさかホスピタル
　福島県郡山市安積町笹川字経担45心理室　Tel：024-945-1701　Fax：024-945-1735
　shinri@asaka.or.jp

2．教育関係
①東京都教育相談センター
　東京都目黒区目黒1-1-14　Tel：03-5434-1982
②奈良教育大学
　奈良市高畑町　Fax：0742-27-9080

3．家族会，AD/HD支援機関
〈①～③は専門家インストラクターによるプログラムです〉
①NPO法人えじそんくらぶ
　埼玉県入間市下藤沢1319 2F　Tel&Fax：042-962-8683
　＊AD/HD診断前でも参加できる5回1クールのオリジナルプログラム
②『とーます！』（えじそんくらぶ福島県支部）
　Fax：0246-95-0728　http://www6.ocn.ne.jp/~f-tohmas/
③スワンの会
　山形県酒田市南新町2-3-22　さかたNPO支援センター内　Fax：0234-26-7140

〈④以降は家族インストラクターによるプログラムです〉
④ポップコーン（えじそんくらぶ奈良県支部）
　Fax：0745-32-9240　http://www.hpmix.com.home/naraadhd/
⑤オタフク（LDの会）
　大阪府吹田市桃山台5丁目4-3-405　http://www.normanet.ne.jp/~otafuku/
⑥のびのびキッズ（大阪AD/HDを考える会）
　大阪府寝屋川市高柳5-10-20　http://Osaka.cool.ne.jp/nobinobi_kizs/2003/htm
⑦京都クローバー（えじそんくらぶ京都支部）
　Fax：075-723-1850
⑧滋賀クローバー（えじそんくらぶ滋賀支部）
　Fax：0748-86-0527
⑨ぺあ・さぽーと
　沖縄県沖縄市知花6-40-3　Fax：098-893-2667（知名）
　ayaatore@yahoo.co.jp
⑩和歌山にこにこキッズ
　Fax：0736-42-4573

著者注）上記は2005年10月現在，共著者3名が把握しているUCLA版に準じたペアレント・トレーニングの実施機関です。ここに記載分以外にも独自にペアレント・トレーニングに取り組みだした地域の会もありますので，地元のADHDやLD関連の会に一度問いあわせてされるのもよいかと思います。

付 録

福島AD/HDの会
『とーます！』
ペアレント・トレーニング
マニュアル

このペアレント・トレーニングの紹介

　ペアレント・トレーニングでは，しつけることが難しい子どもたちへの適切な子育ての方法を学びます。子どもはもともと，エネルギッシュで，向こう見ずで，危険なことが大好きです。そのくせ，甘えん坊で，泣き虫で，かんしゃくもちでもあります。
　子どもたちはそれぞれに個性があり，成長のスピードも千差万別です。この違いのなかには，ほんの少しの発達の遅れや不具合も影響していることがあります。
　これらの子どもの本性と発達の問題が絡みあうと，落ち着かない，危ないことを平気でする，友だちやきょうだいとすぐに争う，親や教師の言うことをきかないといった，大人にとって頭の痛い問題へと発展します。
　そのため，叱られ，怒られ，うるさがられ，子どもはだんだん大人に反抗的になり，わざと悪いことをするようになります。親や教師は子どもを育てる意欲をなくします。ペアレント・トレーニングは，そういう大人が子どもの育て方をもう一度見なおし，正しい対処の方法を身につけるものです。

この冊子について

　福島AD/HDの会『とーます！』では，平成13年10月からAD/HDのペアレント・トレーニングを開催しています。この冊子は，その会で用いるために作成したものを改訂しました。改訂にあたって『とーます！』のペアレント・トレーニングの学習会での経験から，AD/HDの問題だけではなく，その周辺の障害にも適用できるよう，より広い視点にたって内容を工夫しました。

はじめに

1．ペアレント・トレーニングに期待できること
　①子どもの行動の特徴を理解し，よい行動を増やせます。
　②困った行動を減らす方法を学び，毎日のトラブルを少なくします。
　③みんなで学習することで，支えられ自信を取り戻せます。

2．ペアレント・トレーニングに期待できないこと
　①AD/HDやその他の障害の主症状を治すことはできません。

3．とーます！例会でのペアレント・トレーニング参加の原則
　①5回参加が原則です。
　②しかし，途中でやめるのも休むのも自由です。
　③必要なかぎり，何度でも参加できます。
　④復習のために参加したい人は，毎クールの最終回（5回目）に自由に参加できます。

第1回　行動をみる

1. 子どもの性格ではなく行動を見ましょう。

> **行動とは**
> 見える/聞こえる/数えられる　もの。
> 例：【×】弟に優しくできる
> 　　【○】弟にゲームの順番を2回代わる
> 　　【△】朝，着替えができる
> 　　【○】朝，靴下を自分ではく

2. 問題を行動として見る練習をしましょう
   （WS「子どもの行動をみる（1）」）
   ①あなたが，日常困っている子どもの問題は何ですか？
   ②その問題が，子どもの具体的な行動かどうか，確かめてください

3. 行動の前と後でどんなことが起きているか，思い出せますか？
   （WS「子どもの行動を見る（2）」）
   ①あなたが，かかわっていることがありますか？
   ②あなたの行動を変えることができますか？
   ③どう変えると，子どもの行動がよい方向に変化すると思いますか？

> 子どもの性格は変えることはできないが，
> あなた自分自身の行動は変えられる

■宿題：HW「3つの行動に分けましょう」

注：WSはワークシート，HWはホームワーク，RPはロールプレイの略です。

第2回　ほめることを習慣にしよう

1. それぞれの行動を見つけることができましたか？（HW「3つの行動に分けましょう」）
2. ほめることに含まれること
   ①ほめる
   ②感謝する
   ③励ます
   ④気づく

   > ほめることは，
   > 相手のよい行動に気づいていることを知らせること

3. まず日常の子どもの行動からほめる行動を見つけましょう。

   > ほめる行動を見つけるヒント
   > ・同年齢の子どもだったら当然できること
   > ・週に1回以上やること

   いつもは，その行動に，どんなふうに応えていますか？
   その行動をほめるとしたら，どうしたらいいですか？
   （WS「3つの行動に分けましょう」でRP）

4. ほめるときのポイント
   近くにより，目を見て，声を明るく，表情を豊かに，動作を含めて。

5．ほめるときの3要素
　①タイミングよく，即座にほめる
　②行動をできるだけ具体的に言葉にして
　■例：「着替えを自分でできたね」→「靴下を自分ではいたんだね」
　③批判・コメントはしない
　■例：「いい子だね。いつも自分でできるといいね」

6．子どもが好きなほめかたを工夫しよう
　・言葉でほめられるのがうれしい子
　・頭をなぜられるのが好きな子
　・何げなくほめられるのがいい子
　・大げさにほめられるのがうれしい子
　・家族のみんなにほめられるのが好きな子
　・あなたにそっとほめられるのがうれしい子

> 子どもはそれぞれ違います。
> それぞれの子に合ったほめかたを探しましょう。

■宿題：HW「好きな行動を見つけて，ほめましょう」

第3回　無視：ほめるために待つ

1. どんなことをほめましたか？（HW「好きな行動を見つけて，ほめましょう」）

2. 無視の意味
   - 無視は注目を取り除くこと
   - 無視はほめるタイミングを待つこと
   - 無視－待つ－ほめるの組合せが大切

> 子どもを無視するのではなく行動を無視する

3. 無視の大切なポイント（RP「無視とほめることの練習」）
   - 目：視線を他に向ける
   - 身体：子どもの方向を向かない
   - 顔：無関心で普通の表情（内心を伝えない）
   - 声：普通に穏やかに，舌打ち，ため息は厳禁
   - タイミング：その行動が生じたらすぐに無視する

> 行動から注意をそらす方法
> - 話題を変える
> - 同じ指示を繰り返して言う
> - 他に集中する
> - 相手にしないと子どもに宣言する

4．どの行動を無視するか決めましょう（WS「ターゲット行動を決めましょう」）
　①減らしたい行動を探す
　②その行動を無視するとどんなことが起きるか
　③その行動の直後に起きる「ほめる」行動は何か
5．無視が有効でない行動
　①身についていない行動（例：3歳児が悪態をつく）
　②何かにこだわっている行動（例：何度も同じことたずねる）
　③無視すると続く行動（例：テレビを見続ける）

6．無視が有効でないとき，どうしたらいいでしょう。

> 起きないようにする事前の工夫はないか？
> 良くないことだと，話せるときはあるか？
> その行動の反対の望ましい行動は何か？
> 反対の行動を「ほめる」をしているか？

7．無視に伴う問題
　・子どもは無視されると，一時的にその行動が増える
　・徹底しない無視はその行動をかえって増やす。

> 感情を抑えて，行動を無視する

■宿題：HW「無視とほめることを組み合わせてみましょう」

第4回　上手な指示と制限（罰）の与え方

1．困った行動にどう対応しましたか（HW「無視とほめることを組み合わせてみましょう」）

2．テレビを見るのをやめさせたいとき，あなたはどうしますか（WS「あなたはどうしますか」）

3．指示するときの心得

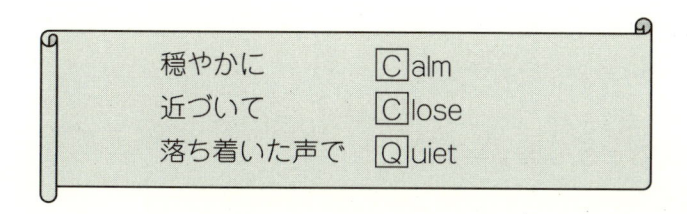

```
穏やかに        Calm
近づいて        Close
落ち着いた声で   Quiet
```

①遠くから大声で言うのではなく
②近づいて
③子どもと視線をあわせて
④平静な表情と態度で
⑤しっかりした声の調子で
⑥してほしい行動をはっきりと
⑦簡潔な言葉で言う
⑧「～してちょうだい」のようなお願いの形でなく
⑨「～しない？」と質問するのでなく
⑩宣言の形で「～しなさい」と言う
⑪必要なら思い出させるために言葉かけや合図を与える

4．上手な指示のしかたを練習しましょう（RP「上手な指示の練習」）

5．罰とは何か
　①罰は「したこと/しないこと」のためにおきる当然の結果です
　②つまり，自分の行為に責任をとらせることです
　③罰を与える前にすること
　　・CCQで指示を出す
　　・何をすべきか思い出させるために指示を繰り返す
　　・子どもの行動を待つ
　　・少しでも従えば，「ほめる」
　　・罰の中味を考える
　　・結果としての罰を警告する（CCQ）

6．罰を与えるときのポイント

> 罰は小さくて，意味のあるもの
> 与えたあとは，ノーコメント

　①まずターゲット行動を決める
　②実行可能な罰を決める
　③与えるときは徹底する

第5回　まとめとフォローアップ

1．子どもの行動を原因として見る

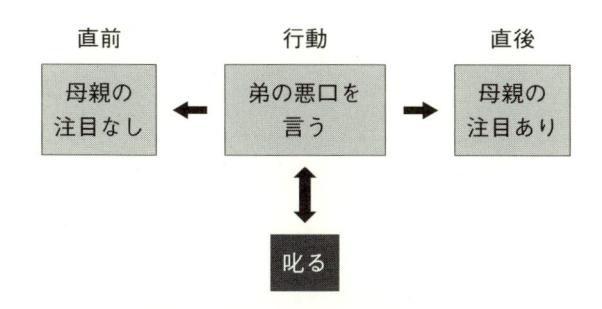

```
    直前              行動              直後
┌─────────┐    ┌─────────┐    ┌─────────┐
│ 母親の   │ ← │ 弟の悪口を│ → │ 母親の   │
│ 注目なし │    │ 言う     │    │ 注目あり │
└─────────┘    └─────────┘    └─────────┘
                    ↕
                 ┌─────┐
                 │ 叱る │
                 └─────┘
```

> 母親の行動が子どもの行動を強化する
> 　（母親が注目するから子どもは弟をいじめる）
> 子どもの行動が母親の行動を強化する
> 　（子どもが反抗するから，叱る）

2．行動を見ることでわかること
- 行動は，その行動が起す状況の変化によって生じる。つまり行動の原因はその行動の結果
- 行動を続けさせる，行動をやめさせる，それは行動の結果に左右される
- 子どもの性格はすぐには変えられないが，行動の結果は変えられる
- 大人は子どもの性格は変えられないが，結果を変えることができる
- 望ましい行動には，子どもの好みの結果を与え，望ましくない行動には，何も与えないか，嫌いな結果を与える
- そして，子どもの行動の変化は子どもの性格を変える

3. それぞれの行動への対応

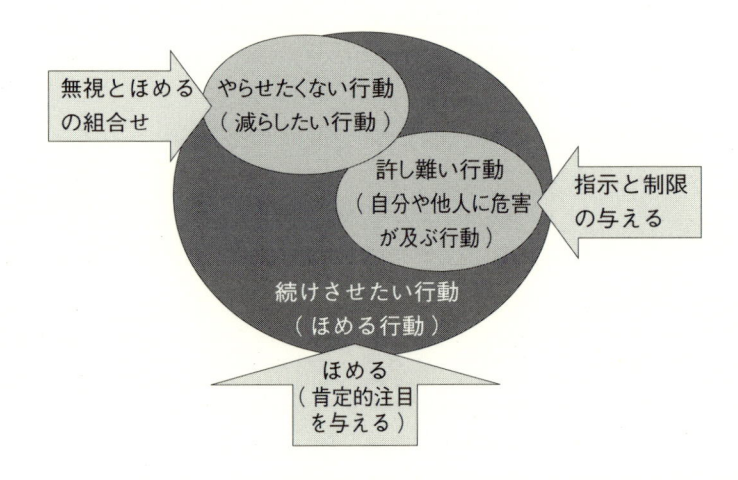

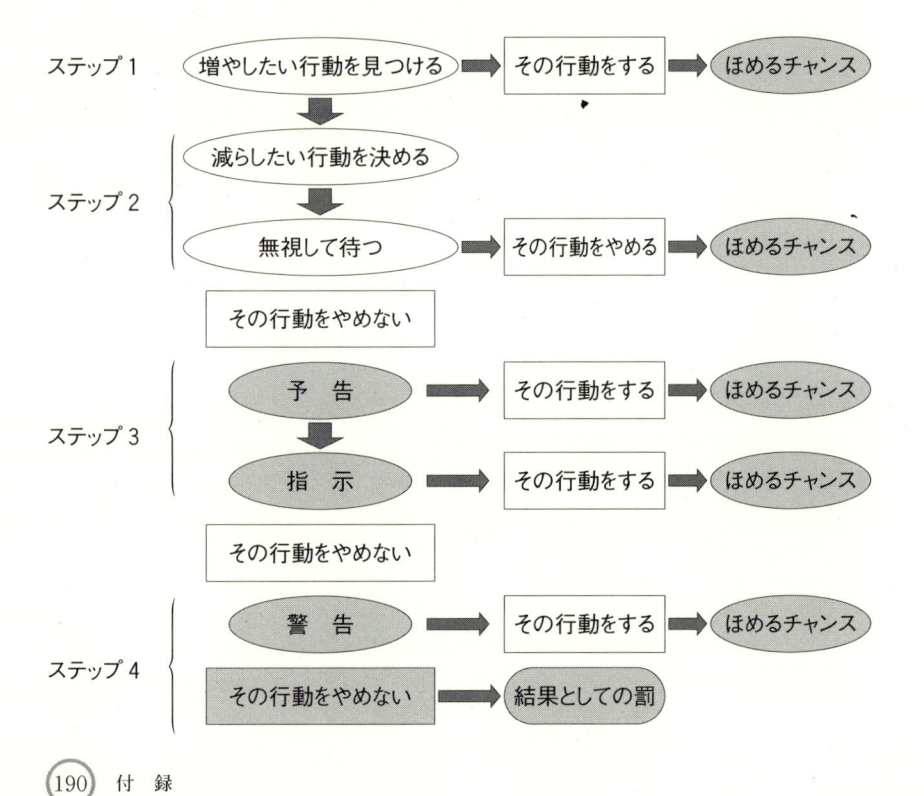

- 無視とほめるの組合せ → やらせたくない行動（減らしたい行動）
- 指示と制限の与える → 許し難い行動（自分や他人に危害が及ぶ行動）
- ほめる（肯定的注目を与える） → 続けさせたい行動（ほめる行動）

ステップ1: 増やしたい行動を見つける → その行動をする → ほめるチャンス

ステップ2:
- 減らしたい行動を決める
- 無視して待つ → その行動をやめる → ほめるチャンス

その行動をやめない

ステップ3:
- 予告 → その行動をする → ほめるチャンス
- 指示 → その行動をする → ほめるチャンス

その行動をやめない

ステップ4:
- 警告 → その行動をする → ほめるチャンス
- その行動をやめない → 結果としての罰

付録1　スペシャルタイム

　あなたのお子さんはどんなときに，あなたに認められたと感じますか？　なかなかすぐに答えられないものです。スペシャルタイムは，そんなあなたのための工夫です。

1．子どもと2人きりになれる時間を見つけよう
　①あなたとお子さんが2人きりになる時間はいつですか？
　②そのとき，子どもはあなたに何をしてほしがりますか？
　③そしてあなたは，それにどんなふうに応えていますか？
　④日常の様子を下のような表を作って記入してください。

子どもと2人になる時間	そのとき，子どもはあなたにどんなことを求めてきますか？	そのとき，あなたはどうしますか？	子どもは，その態度に満足ですか？

2．子どもと2人になれる時間をスペシャルタイムにしよう
　表の中から，次のような時間を選びましょう。
　①ほかのじゃまが入らない時間
　②気持ちにゆとりのある時間
　③定期的にとれる時間

3．スペシャルタイムで行うこと
　しなければならないこと
　①親子で時間の長さを決める
　　■例：日曜日夜の9時から20分
　②2人でやることを決める
　　■例：オセロ，本を読んでもらう，etc.

③主導権は子どもに与える
④よいことをしたら必ずほめる
⑤望ましくない行動は無視する
　■例：インチキ
⑥それが続くときは
「今日のスペシャルタイムを終わりにする」と予告し続ければ中止

してはいけないこと
①指示や命令
　■例：（オセロで）「ここをひっくり返すほうがいいよ」
②否定的・批判的コメント
　■例：「言うとおりにすればよかったのに」

注：スペシャルタイムは，きょうだいにも使えます。

付録2　自分をほめる

　これまで，親が子どもの行動をほめることやごほうびを与えることで，望ましい行動を身につけさせてきました。そろそろ自分自身で正しく判断し自発的に行動させたい頃です。そのために望ましい価値観や良い性格をほめましょう。

１．何をほめるか

①自発的に賢い判断をする
　■例：遊びに行く前に宿題をする
　子：宿題やってから，裕くんの家に行こう
　親：そうだね。そのほうが気持ちよく遊べるね（とても感心した表
　　　情と声の調子で）

②他の人の気持ちを考える。思いやりや気遣いなどを表す
　■例
　子：残ったお菓子，おねえちゃんにとっておこうよ
　親：そうだね。きっと喜ぶよ

③以前よりも成長した行動ができる
　■例：怒っても手をださないで，言葉で言う

④考えて行動をする
　■例
　子：あっ，ご飯の前に手を洗わなきゃ。
　親：そうだ，よく気がついたね。お父さんも洗わなきゃ

⑤誘惑に負けず，家族の決まりに従う
　■例：寄り道をしないで，まっすぐ家に帰る

⑥やることの中味が少しでも向上している
　■例：字がきれいになっている
　　　　洗髪のあと，泡を残さずに流せる

2．年齢によるほめかたの違い
　子どもが大きくなるに従って，表面の行動から，内面の変化に目を向けましょう。考える力，大人としての判断，自制心，それらをできるかぎりほめましょう。

3．自分自身をほめる
　ところであなたは，自分自身をほめていますか？
　ペアレント・トレーニングで学んだことを続けるには，自分をほめることも必要です。
　①自分を励ますフレーズや，子育ての応援歌を作りましょう。
　②むずかしいことにチャレンジするとき，子育てに疲れたとき，心の中でその言葉を言い，その歌を口ずさんで自分を励ましましょう。

付録3　ポイントシステム（トークンエコノミー）

　ポイントシステムとは，やってほしい行動を子どもに身につけさせるための方法です。

1．ターゲット行動を選ぶ
　①子どもにできるようになってほしい行動を1つ選ぶ
　②子どもがだいたいできるようになっている行動を3つ選ぶ
　③子どもがすでにできる行動を1つ選ぶ

2．内緒の試行期間（1週間くらい）を決める
　①その期間，記録をとる
　②1項目の点数を決める

3．子どもと相談する
　①子どもにポイントシステムを紹介する
　②ごほうびの要望を聞く（高価でないもの，スペシャルタイムでもいい）
　③目標得点と項目の点数を話し合う（内緒の記録の実績を考慮して）

4．実行する
　①2人で表を作る（楽しみながら）

	2/3	2/4	2/5	2/6	2/7	2/8	2/9
1人でトイレに行ける							
朝，友だちを待たせない							
朝，元気に「おはよう」と言う							
おかずを2つ以上食べる							
カバンに連絡帳を入れる							

②表を見えるところに貼る
③項目ができたしるしは「○」とか「ニコニコシール」,できないときは空欄,「×」はつけない
④決まった時間に,2人で結果をつける…ほめる,ほめる,ほめる!!
⑤他に特別によいことをしたら,ボーナス点をあげる
⑥表が完了しても,すぐに次を始めない
⑦できるようになった行動をほめ続ける

付録4　よりよい行動のためのチャート（Better Behavior Chart；BBC）

「よりよい行動のためのチャート」は，ポイントシステムを使って，毎日の大変な時間帯をスムーズにするための時間割のようなものです。

①朝の忙しい時間や，寝かせる前のあわただしい時間帯を選ぶ
②その時間のうちでつぎの行動を選ぶ
　　・子どもがすすんでする行動（週4～5回）を3つ
　　・ときどきする行動（週2～3回）を2つ
　　・まれにしかしない行動（週1回くらい）を1つ
③選んだ行動を時間の流れにそって並べ替える
④ひそかに観察し記録する
⑤うまくいかなければ修正
⑥やり終える時間，手伝いの程度，誰が手伝うか，声をかける回数を項目の記述に書き加える
⑦うまくいくようなら実行
⑧子どもによりよい行動のためのチャートを見せる（表の名称は「大介の朝の用意大作戦」など興味を引くように決める）
⑨ごほうび，点数の決め方，表の記入のやり方はポイントシステムと同じ

■よりよい行動のためのチャート例（大介の朝の用意大作戦）

	2/3	2/4	2/5	2/6	2/7	2/8	2/9
7時10分　お母さんの3回の声かけで起きる							
7時20分までにトイレに行く							
7時45分までにご飯を食べる							
8時　お母さんに2回言われ連絡帳をカバンに入れる							
8時10分　友だちにあいさつして出かける							

指示のテクニック

1．選択法
①命令されるよりも気分がいい
　■例：赤いパジャマにする？　それとも縦じまのにする？
②選べたらほめる
　■例：
　子：赤いのがいい
　親：そうだね。今日は暖かいから，薄手の赤いほうがいいね
③子どもからの他の提案も受け入れる
④どっちもいやだと言ったら
　■第1段階：同じ指示を繰り返す
　■第2段階：親が決めることを宣言する

2．したら/してよいという取り引き
　「服を着替えたら，テレビをみてもいいわよ」
　「普通の声で話すなら，聞くわよ」
①「～してよい」はこの取り引きが習慣になってもよいこと
②交換条件を約束したら必ず実行できること
　■例
　親：宿題やったら，ゲームしてもいいよ
　子：そのあと寝る前に本読んでくれる？
　親：今日はゲームだけ

3．ブロークンレコード
①子どもの屁理屈に，ただ指示を繰り返す
　■例
　親：お風呂に入る時間よ
　子：今日は，汚れてないもん
　親：お風呂に入る時間よ

子：後で
親：お風呂に入る時間よ
子：たくさん遊びなさいって言ったじゃないか
親：お風呂に入る時間よ
子：馬鹿みたいに何度も言うなよ。わかったよ！　入るよ
親：ありがとう

②効果的にするために，CCQを忘れない
③言い方を変えない
④子どもがブロークンレコードで応戦してきたら，無視か制限を使う

おわりに

　本書は，AD/HDをもつ子どもとその家族のために，ペアレント・トレーニングがさまざまな場所で活用されることを願う気持ちから生まれました。3人の執筆者はそれぞれ医療，教育相談，地域臨床でペアレント・トレーニングを実践しています。その実践の基礎となっているのは，ともにUCLAの研究所で開発されたペアレント・トレーニングのプログラムです。しかし，同じプログラムを基礎にしながらも，その実施にあたっては，それぞれにさまざまな困難と出会いました。また，わが国のAD/HDの診断や治療の現状は，プログラムが生まれた米国の状況とは異なり，その点においてもプログラムに工夫を施すことが必要でした。本書で紹介するペアレント・トレーニングは，そのような私たちの実践の経験が生んだ，わが国のさまざまな臨床の場で利用できるプログラムだと自負しています。

　おわりに，ペアレント・トレーニングの発展を祈って，このプログラムの可能性と今後の課題について述べたいと思います。

Q1 ペアレント・トレーニングは，AD/HDをもつ子の親だけでなくても活用できるでしょうか？

A ペアレント・トレーニングで学ぶ子育てのスキルは，障害をもたない，あるいはAD/HD以外の障害をもつ子どもへの適用が可能です。その理由は，ペアレント・トレーニングの基礎となっている学習理論や行動変容理論は，一般の子どもや大人が望ましい行動を習得し，あるいは望ましくない行動を断ち切る，心理的なメカニズムを解明しているからです。そのメカニズムは，対象が誰であれ普遍的です。特に肯定的な注目は，よい行動を維持する特効薬だと言えます。難しい理屈を引き合いにださなくても，ほめられれば誰しも気分が良くなり，ほめられたことをまたやろうとするのは，経験からも明らか

ではないでしょうか。

Q2 ペアレント・トレーニングは，幼児にも思春期の子どもにも有効でしょうか？

A 肯定的な注目をどのように習慣化し，子育てのなかで利用するかがペアレント・トレーニングの骨子になっています。その考えは，ペアレント・トレーニングの最適な年齢である幼児期後期から，学童期中期の子どもを超えて，幼児期でも思春期でもどんな年齢でも有効です。とくに第一次や第二次反抗期の子どもをもつ親は，子どもの反抗に悩み自信を失いがちです。子どものかんしゃくに負け，子育てを苦痛に感じている2歳児の親，子どもとの言い争いに疲れきって，親の役割を投げ出したくなったティーンエイジャーの親，どの年齢の子どもの親でも，このペアレント・トレーニングで学ぶ肯定的な注目の与え方を用いることで，親子関係を修正し，親子ともに自信を回復することができます。

Q3 ペアレント・トレーニングはどんな場所や機会に応用できるでしょうか？

A この本では，主に医療と教育相談と家族会でのペアレント・トレーニングを紹介しました。しかし，ペアレント・トレーニングはもっと広い機関や機会での活用が可能です。また，紹介した内容は主にグループでのペアレント・トレーニングですが，学ぶ内容はグループでなくても活用できます。たとえば，ペアレント・トレーニングで学ぶ子育てのスキルは，不特定の参加者を対象とした研修や集団指導，また個人を対象とした相談活動に利用や応用が可能です。ペアレント・トレーニングが活用される場として次のような機会が考えられます。

①乳幼児健診で，保健師が母親を対象にしつけの指導を行うとき
②保健所や保健センターの発達相談員が，発達に問題をもつ子ども

の親や，育児ノイローゼの相談の面接で
③地域で実施されている子育て支援の活動の一貫として
④児童相談所で行う児童虐待事例の指導や相談で適正な養育の方法を教える際に

以上の他にも，親子関係に関しての相談や指導の場であれば，ペアレント・トレーニングで学ぶ内容の利用が可能でしょう。また，次のように子どもの保育や養育や教育の場でも応用できます。
①保育園や幼稚園の保育士や教諭が，子どもを指導するときのスキルとして
②養護施設や自立支援センターの職員が，入所児童を指導する際の基本的な姿勢として，
③学校での教室経営の基本的な考えとして，あるいはAD/HDなどの発達障害をもつ子どもの指導として

私たちは，この本が母子保健や児童福祉，子どもの教育に携わる多くの人々に受けいれられ，利用されることを望んでいます。

Q4 どのようにすれば，ペアレント・トレーニングの実践を学べるのでしょうか？

A このことは，わが国におけるペアレント・トレーニングの今後の課題だといえます。本書もペアレント・トレーニングの普及を願って書かれました。しかし，ペアレント・トレーニングを実施するには，さらに具体的な普及活動が必要でしょう。現在，このプログラムの開発に携わってきたスタッフが，講演や研修やスーパーバイズなどの活動を通して，プログラムを紹介しています。

その活動を通して，現在，精神科クリニックや病院，教育相談センター，保健センター，家族会や精神保健関連のNPOなど，さまざまな機関でペアレント・トレーニングが活用され始めています。それら

の機関でインストラクターに携わっている人々は、AD/HDの医療や相談に携わる専門家、AD/HD・学習障害をもつ子どものSSTグループのトレーナー、発達障害の療育プログラムに母親とともに取り組んできた心理士、学校で特殊教育に携わっている教員、母子保健で活躍する保健師、ペアレント・トレーニングのグループに参加経験をもつ保護者などさまざまです。

　これらの人々のバックグラウンドは多様ですが、共通するところはAD/HDをもつ子どもと家族への支援に、熱心に取り組んでいる点です。本書を読んでいただき、このペアレント・トレーニングが有効であると感じたならば、ぜひあなたの熱意をペアレント・トレーニングの実施に向けていただきたいと思います。普及活動はまだ十分ではありませんが、AD/HDをもつ子どもと家族の支援に携わっている人々が、勇気をもってペアレント・トレーニングの実践に取り組んでいくことで、このペアレント・トレーニングが理解され、実施を志す人々が増えていくと思います。私たちも、できるかぎりそのことに尽力していきたいと思っております。

　本書は、多くの人々の理解と協力から生まれました。最後になりましたがみなさんに謝辞を述べさせていただきたいと思います。
　本書で紹介したペアレント・トレーニングの基礎となるプログラムを提供してくださったF.フランケル博士とC.ウィッタムさんをはじめとするUCLAの研究所（Department of Psychiatry & Bio-behavioral Sciences, NeuroPsychiatric Institute）のスタッフの皆さん、また、ペアレント・トレーニングの日本への導入に尽力され指導してくださった上林靖子先生に深く感謝いたします。また、このペアレント・トレーニングのプログラムがこのように成長したのは、国立精神保健研究所児童思春期精神保健部、市川教育センター教育相談室、奈良県立医科大学精神医学教室および奈良県心身障害者リハビリテーションセンター、奈良AD/HDの家族会「ポップコーン」、福島AD/HDの会

『とーます！』でペアレント・トレーニングに熱心に取り組んだ参加者およびスタッフのおかげです。参加者の皆さん，スタッフのみなさん，ほんとうにありがとうございました。
　また，本書をまとめる機会を与えてくださり，本の企画と執筆が進むように暖かい心遣いをいただいた株式会社じほうの白岡龍毅さんに感謝いたします。

2004年3月

著者一同

索 引

欧文

AD/HDの診断 …………… 4
CCQ ………………………39
SST …………… 85,127,204
LD ……………… 105,130

ア

悪循環 ………………………88
アスペルガー障害 …………18
アスペルガー症候群 …… 130

イ

一貫性 ………………………47
インストラクター
…… 13,23,71,99,110,119,129,204

ウ

ウオーミングアップ
……………………… 22,110

オ

オブザーバー ………………71
親子関係 ………………… 202
親子関係
　安定した親子関係 ……… 6
　親子 ………………………88
　親子関係がスムーズに
　………………………74,86
　親子関係が安定 …… 12,65
　親子関係の悪循環
　……………… 30,33,35
　親子相互関係 ……………8
　親子関係確立期 …… 29,73
　親子相互作用（やりとり）
　………………………… 30

叱られてばかりの親子関係
……………………………37
信頼関係 ………………10,50
ほめられることの多い
　親子関係 ………………37
良いパターンのやりとり
……………………………34
親子タイム …………… 17,33

カ

家族会 ………………………97
学校との連携 …… 57,74,111

キ

教育相談 ……………68,201
強化 …………………28,130

ケ

警告 ……………………31,50

コ

高機能広汎性発達障害
………………… 85,105,130
肯定的な注目
………… 73,86,105,201
肯定の言葉 …………………51
行動
　行動観察 ……… 26,73,87
　行動に一貫した対応をする
　……………………………31
　行動に良い注目を与える
　……………………………30
　行動の正しい理解 …… 126
　行動の特徴を理解 …… 109
　行動の流れ ………………28
　行動の理解 ………………62

行動変容理論
………………… 8,67,86,201
行動を客観的に見る
…………………………… 116
行動を理解しよう ……… 27
好ましい行動 …… 31,47,73
好ましくない行動
…………………………31,47
困った行動 …………… 130
正しい対応 …………… 126
適応行動 ………………5,12
望ましい行動
………………… 8,12,201
望ましくない行動
…………………… 8,201
不適応行動 ……………5,12
不適切な行動が減少 …… 86
目標行動 ……………………75
問題行動 ……………… 75,88
許しがたい行動
………………… 31,33,50,74
行動の前後関係 ………… 26
行動チャート …………… 90
行動療法 ………… 5,8,26
広汎性発達障害 …… 7,17
こだわりやパニック …… 131
子どもの年齢 ……… 17,103

サ

サポート …………… 8,65,90
参加者の人数 …………… 125
参加人数 ……………………71

シ

指示 …………………………87
指示の出し方 ………………38
自助活動 ……………… 109
自助的な活動 ………99,100

自助的なグループ ……… 127
自信をとりもどす ……… 107
しつけの仕方 ……… 108, 127
自閉性障害 ……… 3, 106, 131
宿題とのバトル ……… 35
障害をもたない ……… 201
診断されていない子どもの親
　……… 128
心理社会的治療 ……… 5
心理的アセスメント ……… 84

ス

スーパーバイザー ……… 119
ステップバイステップ
　……… 10, 44, 72

セ

セミクローズド方式 …… 107

ソ

早期治療 ……… 98
ソーシャルスキルズ・
　トレーニング(SST) … 121

タ

タイムアウト ……… 31, 50
達成感 ……… 6, 12, 65

チ

知的障害 ……… 3, 7, 17

ト

動機づけ ……… 9, 24
トークンポイント表 ……… 54
トレーナー ……… 10

ネ

年齢の高い子ども ……… 105

ハ

配付資料 ……… 111
汎化 ……… 22

フ

フィードバック
　……… 9, 22, 42, 49, 62, 63
ブースターセッション
　……… 22, 64, 107
フォローアップ …… 107, 110
フォロー会 ……… 22, 64
プラスの循環 ……… 90
ブロークンレコード・
　テクニック ……… 40

ホ

ホームワーク ……… 22, 110
母子保健 ……… 86, 204
ほめる ……… 31, 87, 90
ほめる
　上手なほめ方 ……… 35
　ほめるスキル ……… 34
　小さな成功をほめる …… 90
　ほめることを繰り返す … 30
　ほめる習慣 ……… 10, 74

ミ

認める ……… 87

ム

無視 …… 18, 31, 73, 87, 130
無視
　無視して待つ ……… 17
　上手な無視の仕方 …… 44

モ

モデリング ……… 23, 41

ヤ

薬物療法 ……… 5, 129

ヨ

養育の自信 ……… 62, 65
良いところ探し ……… 26, 29

リ

リミットセッティング
　(限界設定) ……… 50

レ

レジュメ(配布資料) …… 22
レッテル貼り ……… 4

ロ

ロールプレイ
　……… 22, 28, 40, 48, 57, 111
ロールプレイ
　実例 ……… 40, 48

ワ

ワークシート ……… 111

■著者略歴

岩坂英巳（いわさか・ひでみ）【第1章・2章・3章担当】
精神科医師。
奈良県立医科大学卒業。同医大精神医学教室在籍中にUCLA（米国カリフォルニア大学ロサンゼルス校）児童精神科に留学し，Parent TrainingやSSTを学ぶ。現在，奈良県心身障害者リハビリテーションセンター精神科医長。2004年4月から，奈良教育大学教育臨床講座教授。専門は，児童青年精神医学。医学博士。
著書に「AD/HDの子育て，医療，教育」かもがわ出版。共著に「注意欠陥／多動性障害　AD/HDの診断・治療ガイドライン」じほう等。
好きな言葉は，恩師から贈られた「笑う門には福来る」。

井澗知美（いたに・ともみ）【第4章担当】
臨床心理士。
上智大学文学部卒業。早稲田大学大学院人間科学研究科修士課程修了。
1998～2001年，国立精神・神経センター精神保健研究所流動研究員としてAD/HD等児童に関わる臨床研究に携わる（その後は，研究生として籍を残している）。現在は1歳になる娘を相手にペアレント修行中。2004年4月から中央大学非常勤講師。
著書に「読んで学べるAD/HDのペアレント・トレーニング」明石書店他。

中田洋二郎（なかた・ようじろう）【第5章・6章・7章担当】
臨床心理士。
早稲田大学文学心理学科卒，早稲田大学文学研究科修士課程修了。
東京都民政局心身障害福祉部心理判定員，国立精神・神経センター精神保健研究室長を経て，現在福島大学大学院教育学研究科教授。2004年4月より立正大学心理学部へ転任する予定。専門は発達臨床心理学。
著書に「子どもの障害をどう受容するか：家族支援と援助者の役割」大月出版。「イジメと家族関係」信山社。共著に「注意欠陥／多動性障害　AD/HDの診断・治療ガイドライン」じほう。訳書に「AD/HDをもつ子の学校生活」リンダ・J・フィフナー著　中央法規。「読んで学べるAD/HDのペアレント・トレーニング：むずかしい子にやさしい子育て」シンシア・ウィッタム著　明石出版。
好きな言葉は「塞翁が馬」。

―家庭と医療機関・学校をつなぐ架け橋―
AD/HDの
ペアレント・トレーニングガイドブック

定価　本体1,800円（税別）

平成16年 3 月30日	発　行	
平成16年 7 月20日	第 2 刷　発　行	
平成16年12月15日	第 3 刷　発　行	
平成17年10月30日	第 4 刷　発　行	
平成19年 5 月30日	第 5 刷　発　行	
平成22年 6 月30日	第 6 刷　発　行	

編　著　　岩坂 英巳（いわさか ひでみ）　中田 洋二郎（なかた ようじろう）　井潤 知美（いたに ともみ）

発行人　　武田 正一郎

発行所　　株式会社 じほう

　　　　　101-8421　東京都千代田区一ツ橋2-6-3（一ツ橋ビル）
　　　　　電話　編集　03-3265-7755　販売　03-3265-7751
　　　　　振替　00190-0-900481
　　　　　〈大阪支局〉
　　　　　541-0044　大阪市中央区伏見町2-1-1（三井住友銀行高麗橋ビル）
　　　　　電話　06-6231-7061

©2004　　　　　表紙デザイン　クレエヴ　　組版・印刷　㈱ケーエスアイ
Printed in Japan

本書の複写にかかる複製，上映，譲渡，公衆送信（送信可能化を含む）の各権利は株式会社じほうが管理の委託を受けています。

JCOPY 〈(社)出版者著作権管理機構 委託出版物〉
本書の無断複写は著作権法上での例外を除き禁じられています。
複写される場合は，そのつど事前に，(社)出版者著作権管理機構（電話 03-3513-6969，FAX 03-3513-6979，e-mail：info@jcopy.or.jp）の許諾を得てください。

万一落丁，乱丁の場合は，お取替えいたします。
ISBN 978-4-8407-3275-8

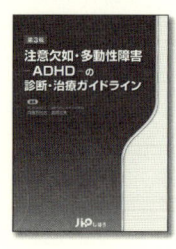

新刊情報・好評書の詳細はホームページ http://www.jiho.co.jp へ

注意欠如・多動性障害 ― ADHD ― の 診断・治療ガイドライン 第3版

編集：ADHDの診断・治療指針に関する研究会　齊藤万比古、渡部京太
定価 4,200円（本体 4,000円）／ B5判／ 300頁／ 2008年11月刊

最新のADHD治療環境に則した内容となりました

　わが国で使用可能となった塩酸メチルフェニデート徐放錠に関する記述をアップデート。前版同様、ADHDの診断・評価法、検査所見、鑑別診断、薬物療法、予後、薬物依存などADHDの診断・治療に必須の情報をまとめたガイドラインです。医療関係者のみならず、教育現場の先生方やご家族にもおすすめしたい1冊です。

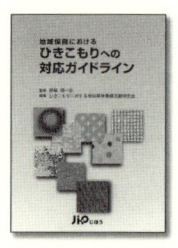

地域保健における ひきこもりへの対応ガイドライン

監修：伊藤順一郎　編集：ひきこもりに対する地域精神保健活動研究会
定価 1,890円（本体 1,800円）／ A5判／ 160頁／ 2004年5月刊

　本ガイドラインは、自宅以外での生活の場が長期にわたって失われている「ひきこもり」の状態にある人に対して、「治療」というよりも「地域においてまずできることは何か」という観点で書かれた具体的な対応指針です。
　まず「ひきこもり」の概念について述べ、基本的な理解を促し、次に「社会的ひきこもり」という状態を中心に、「ひきこもり」事例の相談を受ける、援助者の基本的な態度を示しました。そして後半は、具体的な援助方法についてさまざまな角度から解説していきます。「ひきこもり」と向き合う精神保健の担当者や学校の養護教諭の先生、困難を抱えるご家族にぜひ読んでいただきたい1冊です。

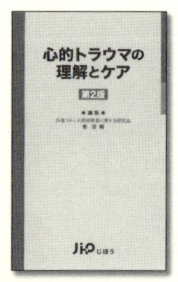

心的トラウマの理解とケア 第2版

編集：金　吉晴
定価 2,310円（本体 2,200円）／ B6変形判／ 350頁／ 2006年3月刊

　本書は、「トラウマ（PTSD～外傷後ストレス障害）」に関する理解とケアについて、最新の知見をもとに解説。「PTSDの心理療法」、「PTSDのソーシャルワーク」、「ドメスティック・バイオレンス」、「突然の死の告知」、「PTSDの薬物療法」、「子どものトラウマ」など、さまざまな観点から心理療法・薬物治療について解説していきます。

株式会社じほう
〒101-8421 東京都千代田区一ツ橋2-6-3 一ツ橋ビル　TEL.03-3265-7751 FAX.0120-657-769
〒541-0044 大阪市中央区伏見町2-1-1 三井住友銀行高麗橋ビル　TEL.06-6231-7061 FAX.0120-189-015